ÉTUDE

SUR LE

CANCER PRIMITIF

DU LARYNX

PAR

Émile BLANC,

DOCTEUR EN MÉDECINE DE LA FACULTÉ DE PARIS,
CHEVALIER DE LA LÉGION D'HONNEUR.

Avec une planche en lithographie.

PARIS

ADRIEN DELAHAYE, LIBRAIRE-ÉDITEUR

PLACE DE L'ÉCOLE-DE-MÉDECINE

1872

ÉTUDE

SUR LE

CANCER PRIMITIF

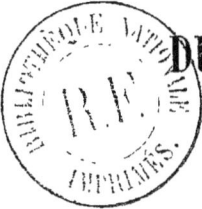

DU LARYNX

PAR

Émile BLANC,

DOCTEUR EN MÉDECINE DE LA FACULTÉ DE PARIS,

CHEVALIER DE LA LÉGION D'HONNEUR.

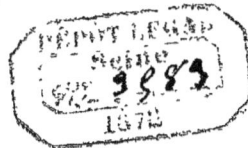

PARIS

ADRIEN DELAHAYE, LIBRAIRE-ÉDITEUR

PLACE DE L'ÉCOLE - DE -MÉDECINE

1872

A MES AMIS

CANCER PRIMITIF

DU

LARYNX

INTRODUCTION ET PLAN.

La variété particulière d'affection laryngée, qui fait le sujet de ce travail, est la plus rare et, à coup sûr, la moins bien étudiée du chapitre encore assez obscur des tumeurs du larynx.

Si l'on parcourt les traités, même les plus complets, d'anatomie pathologique, c'est à peine si l'on trouve quelques lignes concernant le cancer du larynx, et ces auteurs, qui s'étendent avec tant de complaisance et de minutie sur la description des moindres particularités des tumeurs utérines ou ovariques, par exemple, semblent en quelque sorte méconnaître l'existence des localisations cancéreuses sur l'organe de la phonation. Cette lacune n'est pas comblée davantage dans les traités spéciaux consacrés à la pathologie laryngée. On dirait que, préoccupés surtout par la gravité des accidents que provoque la présence d'une tumeur dans un organe aussi important que le larynx, les chirurgiens, courant au plus pressé, se sont surtout appliqués aux indications thérapeutiques que pouvaient leur fournir le siége, le volume, le lieu d'implantation, la forme sessile ou pédiculée des tumeurs laryngées, et ont négligé pour la plupart d'étudier, tant au point de vue de la marche clinique que de la structure histologique, l'histoire comparative des diverses variétés de tumeurs. Ce qui vient encore obscurcir le problème, c'est la facilité avec laquelle les observateurs anciens appliquaient la rubrique de cancer aux productions morbides les plus variées, se guidant uniquement sur des caractères nécroscopiques le plus souvent trompeurs.

Toutefois, dans ces dernières années, grâce à la vulgarisation de plus en plus grande du laryngoscope, les observations de tumeurs cancéreuses du larynx se sont multipliées, plusieurs accompagnées d'un examen histologique consciencieux et irréfragable. Nous avons pu ainsi recueillir un certain nombre de cas bien et dûment constatés de nature cancéreuse. En outre, nous avons eu occasion d'en observer deux cas, dont l'un très-intéressant, au service de M. le docteur Demarquay, à la Maison municipale de santé, l'autre à l'hôpital Saint-Antoine, service de M. Isambert.

Il nous a donc paru utile de colliger ces observations éparses et disséminées dans la littérature, de les rapprocher et d'essayer, avec ces éléments, de construire une histoire, bien incomplète, sans doute, du cancer du larynx.

Si nous nous appesantissons sur les difficultés de cette tentative de monographie, ce n'est pas, hâtons-nous de le dire, dans le but de nous en prévaloir, mais bien pour nous mieux faire pardonner l'aridité et les imperfections de ce travail et nous assurer l'indulgence de nos juges.

Notre travail se divisera en sept parties.

La première sera consacrée à l'historique de la question.

Nous nous y livrerons à une analyse succincte des princi-
paux cas qui existent dans la science, en ayant soin d'éli-
miner ceux dont la nature cancéreuse nous paraîtra dou-
teuse. Cette revue rétrospective ne nous paraît pas dénuée
d'intérêt, ne fût-ce qu'en nous permettant d'assister à
l'évolution progressive du diagnostic des affections laryngées.

Le *deuxième* chapitre, que l'état actuel de la question
rend malheureusement très-écourté, traitera de l'étiologie
du cancer laryngé. En dépouillant les diverses circonstances des observations que nous avons recueillies, nous
tenterons d'en tirer quelques chiffres et quelques données
étiologiques. Toutefois, il faut le reconnaître dès à présent,
le nombre des cas observés est encore trop restreint pour
nous permettre de formuler des conclusions précises sur
les conditions d'âge, de sexe, de profession, etc., qui
jouent un rôle dans la pathogénie du cancer du larynx.

Dans le *troisième* chapitre, nous exposerons d'une façon
succincte l'anatomie pathologique du cancer du larynx, en
insistant surtout sur les caractères histologiques.

Dans le *quatrième* chapitre, relatif à la symptomatologie,
nous ferons surtout ressortir les points par lesquels la
symptomatologie du cancer se distingue de la symptomatologie générale des tumeurs laryngées.

Dans le *cinquième*, nous montrerons que l'aspect de la
tumeur et la marche de la maladie peuvent conduire à un
diagnostic sérieux, et nous prouverons l'utilité du laryngoscope pour arriver à différencier les diverses productions
morbides de cet organe.

Le *sixième* sera consacré au traitement. Quelles sont les
différentes indications qui se présentent selon le siége, la
variété et le développement de la tumeur? Comment et

dans quelle mesure l'art parvient-il à satisfaire aux différentes indications? Tels sont les problèmes que nous tenterons de résoudre.

Enfin viendront les observations et les conclusions.

Que MM. les docteurs Desormeaux, Charles Fauvel, Isambert, Mandl et Moura-Bourouillou veuillent bien recevoir nos sincères remercîments pour la bienveillance avec laquelle ils nous ont accueilli dans leur service ou à leur clinique, et de l'obligeance qu'ils ont mise à nous fournir les observations qu'ils possédaient.

Nous remercions également M. de docteur Albert Hénoque, qui a été d'une obligeance excessive en mettant à notre disposition l'étude histologique qu'il avait faite sur le malade de l'observation n° 1.

Je dois aussi des remercîments tout particuliers à M. le docteur Demarquay, qui m'a procuré le dessin que j'ai fait reproduire, et à son ancien interne, M. le docteur Fouilloux, pour les renseignements qu'il m'a donnés.

Enfin, merci à M. le docteur Strauss et à mon ami M. le docteur Courbon, qui ont bien voulu me traduire ce que j'ai trouvé dans la littérature étrangère.

CHAPITRE I.

HISTORIQUE.

L'histoire des tumeurs du larynx n'a été l'objet d'études sérieuses que depuis quelques années. Ce progrès nous le devons aux perfectionnements des procédés d'exploration et aux tentatives d'Ehrmann, qui en s'ouvrant par la laryngotomie une voie à l'intérieur du larynx, a prouvé que toutes les tumeurs n'étaient pas au-dessus des ressources de l'art.

C'est en vain que l'on chercherait dans les auteurs anciens quelque chose de précis sur la production morbide de cette région. Pour eux les morts subites par suffocation qui arrivent souvent à leur suite étaient attribuées à des phénomènes nerveux, et toutes les affections du larynx étaient confondues sous le nom d'esquinancies laryngées.

Au siècle dernier encore, les tumeurs laryngées étaient regardées comme des curiosités rares ; on les découvrait à l'autopsie le plus souvent par hasard ou parce que de son vivant le malade avait présenté des symptômes d'asphyxie ou de suffocation. Du reste point de symptomatologie décrite, point de diagnostic exact ; en conséquence traitement nul ou empirique.

C'est à Ehrmann, nous le repétons, qu'il faut arriver pour avoir un diagnostic et un traitement rationnel. Desault, Dupuytren, Devousky, Herbert Mayo, Glüge, etc., avaient bien avant lui énoncé la possibilité et la nécessité d'aller à la recherche de ces productions morbides, mais ils n'avaient fait que cela.

Il n'est donc pas étonnant que jusqu'à la découverte du laryngoscope nous trouvions si peu de choses concernant notre sujet.

D'après un rapport de M. Brouardel, fait en 1863, à la Société anatomique de Paris, et d'après nos propres recherches, nous voyons que les deux premiers cas de cancer du larynx appartiennent à Trousseau (1), et le troisième à Louis. Morgagni, cité par MM. Monneret et Fleury, dit en avoir observé un exemple (2).

(1) Traité pratique de la phthisie laryngée. Paris, 1837, p. 132.
In Journal des sciences médico-chirurgicales. 1840, t. VIII, p. 138.
(2) Mémoires de la Société médicale d'observation. Paris. 1838, t. I, p. 178.

L'histoire du cancer laryngé repose uniquement sur ces trois cas que tous les classiques ont analysés. Pourtant en ce qui concerne les deux cas cités par Trousseau, ils sont loin d'être nets et à l'égard de l'un d'eux on voit que l'aspect de la tumeur se rapprochait beaucoup plus de celui des ganglions tuberculeux que du cancer; que d'ailleurs le malade était phthisique et que l'examen microscopique n'a pas été fait.

Ne pouvant dans ce travail inaugural donner toutes les observations que nous avons trouvées sur notre sujet, nous en ferons un choix pris parmi celles qui sont inédites ou que nous avons recueillies dans la littérature étrangère, nous contentant dans ce chapitre de signaler ou d'analyser les autres, en renvoyant aux sources où nous les avons puisées.

Dans les Bulletins de la Société anatomique de Paris, nous voyons citées deux pièces (tome XXVIII, page 357 et tome XXIX, page 204) sous le nom de tumeurs cancéreuses du larynx; par malheur elles ne sont accompagnées d'aucun détail circonstancié et le peu qu'on en dit rappelle plutôt les caractères de tumeurs fibro-plastiques ou de végétations que ceux d'une dégénérescence cancéreuse.

Dans une présentation faite par M. Bauchet (1) on vit une tumeur pédiculée siéger sur le repli aryténo-épiglottique droit; mais la nature de cette production a été contestée, car elle fut dite fibro-plastique par M. Giraldès qui l'avait opérée, tandis que M. Bauchet la croyait épithéliale. Elle était du volume d'une petite noix, dure, s'abaissant comme une soupape sur l'ouverture supérieure du larynx. Le malade mourut par asphyxie.

(1) Bulletin de la Société anatomique de Paris. 1851, p. 198.

Nous trouvons aussi une observation très-détaillée de laryngie cancéreuse, chez un homme de 50 ans, prise par M. Valery Meunier (1).

Une autre de M. Barth (2) chez un homme de 72 ans, bien constitué, bien portant avant sa maladie. Le mal a débuté sans cause connue ; la tumeur était de la grosseur d'une petite noisette, développée au niveau de la corde vocale supérieure. Le patient est mort asphyxié douze à quinze mois après le début de la maladie. Cette observation est très-intéressante à cause du diagnostic juste et raisonné qu'avait porté du vivant du malade cet habile observateur.

Dans une brochure publiée par M. le D'Turck (3), sur les maladies du larynx, on trouve rapportées trois observations qui ne paraissent pas contestables. Ce sont trois cas de cancer épithélial. Dans les trois cas, l'examen laryngoscopique fit voir une perforation de l'épiglotte et une inflammation médiocrement intense des parties voisines. Il est à noter que dans ces trois faits l'épiglotte avait été atteinte en premier lieu et que le mal ne s'était étendu aux cordes vocales que plus tard.

A part l'âge des malades (57, 58 ans) ces trois observations nous présentent encore plusieurs caractères communs. Les symptômes qui signalèrent le début et qui persistèrent ensuite diffèrent un peu de ce que l'on rencontre le plus habituellement et furent les suivants : une douleur que les malades éprouvaient dans le côté atteint vers le pharynx et deux fois également dans l'oreille, le rejet d'un liquide puriforme et sanguinolent, enfin la fétidité de l'haleine. Plus tard la lésion envahissant la paroi postérieure du larynx.

(1) Bulletin de la Société anatomique de Paris, 1861, p. 187.

(2) Bulletin de la Société anatomique de Paris, 1854, p. 202.

(3) Traduction française, par E. Frith. Paris, 1863. J.-B. Baillière et fils.

les aryténoïdes, la voix s'enrouait, les aliments pénétraient parfois dans le larynx et la respiration se trouvait gênée. Deux fois une tumeur dure, bosselée, apparut sur le côté correspondant du cou près de sa naissance. La mort arriva chez deux malades un an ou dix-huit mois après l'apparition des premiers symptômes. Chez l'un pour prévenir l'asphyxie on avait pratiqué la trachéotomie et il avait vécu près d'un mois après.

Dans la thèse de M. Causit (1), nous trouvons plusieurs observations d'épithéliomas du larynx chez des enfants s'appuyant sur l'examen histologique.

Dans celle de M. Planchon (2) nous trouvons aussi plusieurs cas concernant notre sujet.

L'observation 21 concerne une demoiselle âgée de 29 ans qui avait une grosse tumeur naissant de la racine de l'épiglotte. Opérée une première fois au moyen de l'écraseur, elle dut, pour éviter l'asphyxie, subir la trachéotomie. Sept jours après, la laryngotomie fut pratiquée, et la malade mourut d'une bronchite, ayant survécu à l'opération presque une année (3). L'observation 27 est une tumeur cancéreuse du larynx partant du plancher du ventricule gauche. La malade mourut 22 mois après avoir subi la laryngotomie, dans la cachexie cancéreuse. A l'autopsie, on trouva le rein et la rate atteints (4).

Nous trouvons encore dans in Schmidt's Jarhrb., un cas de cancer médullaire du larynx avec ulcération du larynx et

(1) Études sur les polypes du larynx sur les enfants. Paris, 1867. Voir les observations X, XVII, XXXIV, XL.

(2) Faits cliniques de laryngotomie. Paris, 1869. Voir les observations XVI, XXIII, XXIV, XXI, 2e série, XXII, XXVII.

(3) Tumeur cancéreuse du larynx. Dr Duncan, Gibb, 1864, British medical journal, 1865.

(4) Tumeur cancéreuse du larynx. Dr Sandi. New-York medical journal, 1861.

de l'œsophage, du docteur Sydow, reproduite par Busch (1).
Nous le signalons seulement, l'observation n'étant pas
assez explicite pour prouver que c'est un cancer primitif et
non un cancer par propagation ayant débuté par l'œsophage.

Nous en dirons autant d'une seconde observation puisée
au même journal (p. 172, 1863), qui appartient au docteur
Paulsen, hospice Tidende (n° 25, 1862).

Mais une observation de cancer épithélial, avec étude
histologique à l'appui, du docteur Navratil, se trouve dans
la *Presse médicale*, de Vienne.

A *l'article Larynx* (pathologie chirurgicale), l'on trou-
vera encore quelques renseignements dans le *Dictionnaire
encyclopédique des Sciences médicales*. Ils sont très-incom-
plets. M. Krisaber se contente de reconnaître que plusieurs
observations, entre autres deux qui lui sont personnelles,
attestent que le cancer est quelquefois circonscrit sur le
larynx et n'envahit les organes voisins que vers la fin de la
maladie ; mais il veut limiter le cancer du larynx aux tumeurs malignes, qui débutent par sa paroi antérieure. En
ceci, il nous paraît avoir tort, et il nous semble moins logi-
que qu'il le prétend de considérer toujours comme appar-
tenant au pharynx les tumeurs de cette nature qui atteignent la paroi aryténoïdienne.

Dans une brochure, un Américain, le docteur Elsberg,
relate fort en détail un cas de tumeur qu'il a vu chez une
demoiselle de 26 ans. Il l'a enlevée avec beaucoup de peine
par les voies naturelles. Elle occupait la majeure partie
de la cavité laryngienne, et il dit qu'examinée au microsi
cope, elle n'a présenté que des cellules épithéliales (2).

(1) Hygeia. Bd. 22, p. 879.
(2) Brochure sur un cas de maladie du larynx. Dr Elsberg, New-York,
1868.

M. Verneuil, lorsqu'il était à l'hôpital de Lourcine, a également rencontré un épithélioma du larynx chez une femme de 45 ans environ. Pressé d'agir à cause d'accès de suffocation, il pratiqua la laryngotomie et enleva la tumeur. La malade a survécu près d'un an à l'opération.

Enfin plusieurs spécialistes distingués, MM. Isambert, Fauvel, Mandl et Moüra-Bourouillou, que nous avons consultés à ce sujet, nous ont assuré que, tout en étant une maladie rare, ils en avaient rencontré plusieurs cas. Nous en donnerons plusieurs observations qu'ils ont eu l'obligeance de nous fournir, et si nous ne les signalons point toutes, c'est qu'à la plupart il manque encore, comme confirmation, l'examen nécroscopique (1).

CHAPITRE II.

ÉTIOLOGIE.

Nous eussions voulu, à ce sujet, ne pas répéter les considérations banales que l'on trouve consignées dans tous les livres à propos de l'étiologie générale du cancer. Malheureusement, les cas dont nous disposons sont trop peu nombreux pour nous permettre d'établir sur des bases solides une statistique étiologique.

(1) Pour la même raison nous ne ferons qu'indiquer un cas de tumeur maligne que nous avons vu ces jours derniers à l'hôpital Saint-Louis, dans le service de M. le Dr Tillaux, chez un homme de 60 ans, doreur par profesesion. Cette tumeur, dont le point d'origine est à l'épiglotte, paraît s'étendre au-dessus des cordes vocales. Les ganglions du cou du côté gauche sont pris.—Entré le 4 mars à l'hôpital, il était menacé d'asphyxie. M. le Dr Tillaux lui a pratiqué la trachéotomie. Depuis, son état qui auparavant était des plus graves, s'est sensiblement amélioré, et tout porte à croire que, grâce à cette opération palliative, la terminaison fatale sera retardée.

Voici ce que nous donne l'analyse des faits. Dans aucun des 29 cas que nous avons pu étudier et considérer comme vraiment cancéreux, nous n'avons trouvé d'antécédents héréditaires. Cinq fois les malades ont attribué le début de leur mal à un refroidissement. Trois cas se sont présentés chez des personnes ayant abusé de la parole. Une fois, chez un malade de M. Demarquay, il y a eu antérieurement traumatisme du larynx. Pour les autres, aucune cause que l'on puisse soupçonner.

Faut-il, avec Virchow, admettre une irritation locale ou organique persistante comme cause de cette localisation du cancer ? Nous ne saurions le dire ; mais nous croyons plu-tôt que nulle constitution, nul état de santé générale ou habituelle, pour cette région comme pour toutes les autres, ne met à l'abri du cancer, et qu'il est difficile, ici comme ailleurs, de poser des règles à cet égard.

Disons toutefois, comme on pourra le voir dans le ta-bleau suivant, qui résume les faits qui sont à notre con-naissance, que les hommes y sont plus sujets que les femmes, et que, quoique se montrant à tous les âges, il est, comme tous les cancers du reste, plus souvent observé de 40 à 75 ans.

29 cas qui nous ont paru être réellement de nature cancéreuse :

	H.	F.	Total.
De 1 à 4 ans.	3	1	4
De 10 à 20 ans.	2	1	3
De 30 à 50 ans.	3	4	7
De 50 à 72 ans.	14	1	15
Total général.	22	7	29

CHAPITRE III.

Le cancer du larynx affecte deux formes :

1° *Celle du carcinome médullaire,* se développant primiti-
vement par noyaux circonscrits dans le tissu sous-muqueux
ou infiltrant l'un et l'autre des cartilages aryténoïdes ou le
thyroïde, pour s'étendre plus tard à la muqueuse.

Comme ailleurs, il est caractérisé surtout par une luxu-
riante production de cellules et de noyaux. Son stroma est
lâche et peu développé. Il contient un riche réseau capil-
laire périphérique, et sa base ne consiste qu'en un délicat
échafaudage de tissu connectif alvéolaire.

Il se présente sous forme de tumeur lisse, ronde, à base
large, quelquefois avec l'aspect d'un polype à gros pédicule
lobé ou en forme de choux-fleurs. Sa couleur est gris blanchâtre ou rougeâtre, sa consistance molle, lardacée. Par
suite de cette mollesse et de sa richesse en vaisseaux, il
tend à l'ulcération, et, à la moindre irritation mécanique,
il donne facilement lieu à des hémorrhagies.

2° *La forme épithéliale,* qui est de beaucoup la plus fréquente, se distingue par la présence de cellules épithéliales
petites ou grandes formant, par leur réunion et leur agencement suivant un certain type, des alvéoles entourées de
tissu fibreux. Les cellules appartiennent à l'épithélium
cylindrique, surtout au pavimenteux, quelquefois à tous
les deux. Par leur étroit agencement et le liquide intercel-
lulaire qui remplit leurs vides, elles représentent des acini
ou des amas de forme indéterminée, dans lesquels les jeunes
cellules sont à la périphérie et les anciennes au centre. On
les désigne indifféremment sous le nom d'alvéoles.

La détermination de l'origine de ces cellules est encore
un sujet très-discuté. Pour les partisans de la théorie cel-

lulaire, ces cellules naissent du tissu conjonctif, par transformation des corpuscules de tissu conjonctif en épithélium, tandis que, pour un certain nombre d'histologistes,
en particulier pour Thiersch, les cellules se développeraient
dans la couche de la muqueuse, qui normalement est le
lieu de développement de l'épithélium.

Telles sont les deux opinions principales.

La plupart du temps, elles prennent une forme analogue
à celle d'une glande en grappe. Les cancroïdes augmentent
par le développement de nouvelles masses cancroïdales dans
le tissu cellulaire ambiant, ce qui expose le substratum à
d'importantes destructions, surtout lorsqu'en même temps
commence le processus ulcéreux, par suite du ramollissement des masses superficielles. Lorsque l'accroissement est
lent, les cellules ne se multiplient que dans les parties cen-
trales et la prolifération périphérique manque.

L'épithélioma se montre rarement sous forme de tumeur
ronde, circonscrite et pédiculée. Le plus souvent il est dif-
fus, entouré de nodules qui suivent les progrès de la tumeur et envahissent les parties saines, se portant de prédilection sur les ligaments ary-épiglottiques, de façon à
recouvrir complétement ou en partie les cordes vocales.
C'est lui qui offre ordinairement des végétations en forme
de grappe.

On observe rarement le cancer du larynx à sa première
période. A ce moment-là, nous ne pouvons dire quel est
l'aspect des parties. Lorsque les malades viennent à nous,
le mal se présente ordinairement sous forme de nodules,
faisant saillie dans le tissu sous-muqueux. Ce n'est que
plus tard qu'il apparaît sous forme de tumeur évidente,
avec l'aspect d'un tubercule rond, rugueux, rouge pâle ou
foncé.

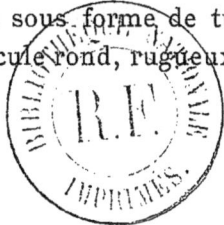

Arrivé à une certaine époque, le caractère général des altérations anatomiques du larynx cancéreux consiste en une tuméfaction énorme qui peut atteindre des dimensions inconnues dans les autres affections.

De là un épaississement bosselé, l'allongement de telle ou telle partie, le déplacement consécutif des portions voisines, le rétrécissement de l'ouverture glottique et le trouble dans tous les rapports normaux.

Nous avons cherché le siége précis du cancer du larynx. Nous avons voulu voir si, ici, était juste la loi de Virchow, qui dit que les cancers primitifs affectionnent surtout les parties les plus étroites des canaux, et si le sphincter glottique n'était pas le point de départ des tumeurs malignes. Il résulte de nos recherches que toute portion du larynx peut devenir le siége de l'affection cancéreuse ; que cependant le plus souvent il se trouve dans le ventricule de Morgagni ou sur les cordes vocales supérieures, et que l'affection unilatérale paraît prédominante.

D'ailleurs, à une époque un peu avancée de la maladie, les altérations du larynx prennent des formes tellement diverses que, non-seulement un larynx cancéreux ne ressemble pas à d'autres, mais encore que le même larynx, examiné à diverses époques, présentera souvent des aspects fort différents. On conçoit que les altérations sont plus ou moins profondes, suivant la forme et la rapidité de la maladie.

Quelquefois, il est facile de constater la tuméfaction du larynx par la palpation externe ; parfois aussi le pharynx, la base de la langue, l'œsophage, les glandes sous-maxillaires sont envahis par l'affection. Pourtant, cet envahissement est rare, car la mort arrive le plus souvent avant que les parties voisines aient pu être atteintes.

Il aurait été intéressant d'observer si le cancer du larynx

ne pouvait pas donner lieu à des cancers secondaires dans d'autres organes.

Dans l'examen nécroscopique des cas que nous avons relatés, une seule fois ont été signalés des noyaux cancéreux dans le rein et la rate. Étaient-ils secondaires ou primitifs ? Nous ne saurions le dire.

Inutile d'ajouter que, par la gêne qu'apportent les tumeurs malignes au libre accès de l'air dans les poumons, ceux-ci sont souvent le siége d'inflammations et d'altérations diverses que l'on trouve à l'autopsie, et qui ont accéléré la marche de la maladie.

CHAPITRE IV.

SYMPTOMATOLOGIE.

Les symptômes du cancer du larynx arrivé à une certaine période, sont ceux de toutes les tumeurs obstruant les voies aériennes.

Dans la très-grande majorité des cas et la plupart du temps, sans cause connue, la maladie débute par de l'enrouement, de la faiblesse dans la voix. Le malade tout d'abord croit à un simple rhume et ne s'en inquiète pas davantage. Mais, au bout de quelques mois, parfois au bout de un ou deux ans seulement, la voix devient de plus en plus rauque, s'affaiblit davantage ; elle s'éteint progressivement et arrive à l'aphonie.

En même temps apparaît de la dyspnée ; le malade se fatigue vite ; il ne peut plus monter les escaliers et un jour il est pris de suffocation et de toux. C'est alors qu'il va consulter le médecin.

D'autres fois, comme dans l'observation 5, les phénomènes précédents arrivent tout à coup. Lorsque l'on voit le malade pour la première fois, le laryngoscope montre, le plus souvent, une tumeur déjà avancée. Dans ce cas l'aucultation laryngée, pendant la respiration, fait entendre un bruit de frottement plus ou moins fort, plus ou moins sourd, suivant l'étendue de la tumeur et les altérations de la glotte.

Le cou a parfois augmenté de volume, est devenu douloureux surtout à la pression. Rarement il y a des douleurs lancinantes; enfin, quelquefois les ganglions sous-maxillaires ou sus-claviculaires sont pris.

Nous venons de dire que les altérations de la voix sont le premier symptôme. Cela se conçoit facilement lorsque l'on songe à la susceptibilité du larynx et que l'on se rappelle que les productions morbides se développent près de la glotte et que la moindre inflammation, la moindre végétation suffit pour produire l'asynergie vocale.

Après l'aphonie, la dyspnée est le symptôme dominant; avec elle la toux existe souvent; il y a des crachements de sang et quelquefois des débris de la tumeur se trouvent dans les matières expectorées. L'haleine souvent est fétide; dans certains cas arrive aussi la dysphagie. Ordinairement ce dernier phénomène ne se montre que postérieurement, tandis qu'il est un des premiers dans le cancer du pharynx; bon signe, pour différencier l'origne du siége de la néoplasie.

Du reste, tel ou tel phénomène dominera suivant le siége de la tumeur. Si l'épiglotte, la face postérieure des aryté-noïdes ou les replis ary-épiglottiques sont le siége de l'affection, il y a dysphagie. La tuméfaction des cordes vocales, de la portion antérieure des aryténoïdes, du repli interaryténoïdien détermine plus spécialement l'aphonie.

Les troubles respiratoires sont de deux sortes, *mécaniques* lorsque la tumeur a acquis un volume considérable, *fonctionnels* lorsque l'irritation, causée par la tumeur sur

les lèvres de la glotte, donne lieu à des accès spasmodiques
Toutes choses égales d'ailleurs, les troubles respiratoires
sont plus accusés la nuit pendant le sommeil que le jour
Cela tient en partie au décubitus souvent défavorable pour
la respiration et aussi probablement à ce que pendant
l'état inconscient du sommeil on ouvre moins la glotte
pour respirer. Genéralement aussi l'inspiration se fait plus
difficilement que l'expiration.

La maladie arrivée a un certain degré, la dyspnée augmente, les malades ont alors la contraction convulsive
des muscles du cou et du thorax ; ils prennent là teinte
bleuâtre de la face, la maigreur générale, quelquefois l'œ-
dème et le boursouflement des paupières et des membres
inférieurs ; comme dans toute laryngosténose, ils ont le
pouls petit, mou, dépressible et accéléré ; ils ont de la
fièvre.

Les complications pulmonaires sont fréquentes.

Enfin, la mort arrive le plus souvent par asphyxie, quelquefois par cachexie, par épuisement ou par hémorrhagie.

CHAPITRE V.

DIAGNOSTIC.

Le diagnostic du cancer du larynx à son origine offre
beaucoup d'obscurité. Les signes de cette affection se retrou-
vent dans toutes les tumeurs de l'organe, et des caractères
de peu d'importance peuvent seuls faire soupçonner la nature
particulière du mal. Mais plus tard, il devient plus facile.

A propos de ce diagnostic, un double problème se présente : 1° reconnaître une tumeur laryngée ; 2° spécifier sa

nature. C'est surtout ce second point qui nous intéresse et sur lequel nous nous étendrons un peu.

1° Une tumeur d'un certain volume existant dans les voies aériennes, les symptômes fonctionnels établissent suffisamment sa présence.

L'auscultation du larynx et de la trachée peut indiquer très-approximativement dans quel lieu elle existe.

Les malades eux-mêmes indiquent souvent avec exactitude que leur mal est au niveau du larynx; ils éprouvent distinctement le sentiment d'un corps obstruant.

Dans ce cas l'exploration digitale ou le cathétérisme laryngé pourront établir l'endroit d'implantation de la tumeur, son volume, sa consistance, sa mobilité.

Mais, dans le cas d'un commencement de tumeur, dans le cas où il n'existe aucune difficulté respiratoire et que le seul symptôme est constitué par les altérations de la voix, ce n'est que par exclusion et surtout par l'exploration laryngoscopique qu'on pourra diagnostiquer une tumeur d'avec l'aphonie nerveuse, la laryngite œdémateuse, les abcès rétro-pharyngiens, la compression du pneumogastrique et notamment du récurrent, en un mot d'avec toutes les affections morbides avec lesquelles, suivant la prédominance de chacun des symptômes qui s'y rattachent, une tumeur peut être confondue.

2° Mais une tumeur étant donnée, comment reconnaître sa nature? Disons-le tout de suite, la plupart du temps ce n'est qu'au moyen du microscope que l'on pourra arriver à la certitude, et c'est pour cela que nous émettons quelques doutes sur plusieurs observations que nous avons citées et qui n'ont point passé par cette épreuve scientifique. Aussi, tout en reconnaissant les services que peut rendre le laryngoscope et comment ce moyen peut jeter un jour nouveau sur tous les faits obscurs où les symptômes locaux sont insuffisants pour établir le diagnostic, rappelons-nous que dans certains cas il peut être une cause d'erreur. En effet, dans le cas d'une simple tuméfaction d'une des cordes vocales, d'une déformation de la glotte sans ulcération, souvent l'on ne peut dire si l'on a sous les yeux une tumeur maligne ou un abcès consécutif à une nécrose des cartilages ou à une périchondrite. Les végétations papillaires du larynx peuvent aussi être prises pour des productions végétantes qui entourent les ulcérations de quelques cancers.

Mais si dans quelques cas le diagnostic est difficile, le plus souvent pourtant l'aspect seul de la tumeur, sa couleur, puis la marche et la durée de la maladie peuvent édifier sur sa nature. La tuméfaction et le bourgeonnement n'atteignent jamais ce haut degré de développement dans la tuberculose. Le diagnostic est plus épineux lorsque l'on voit l'affection cancéreuse au début et qu'il s'agit de la différencier d'une laryngite tuberculeuse primitive, d'une affection syphilitique ou d'une laryngite chronique parenchymateuse. L'aspect mamelonné, bosselé des parties tuméfiées et les productions polipoïdes dans le cancer sont caractéristiques.

Lorsqu'il y a des antécédents syphilitiques, il est prudent de garder une certaine réserve et de soumettre de temps en temps le malade à l'observation. La marche constamment progressive, l'inutilité du traitement anti-syphilitique, l'absence de toute tendance cicatricielle détruiront ou confirmeront au bout de quelques semaines les premiers soupçons. Rappelons-nous aussi que les végétations syphilitiques reposent généralement sur une muqueuse rouge et tuméfiée, avec lesquelles elles se continuent sans limites bien appréciables et que si toutes les ulcérations peuvent être

confondues avec les pertes de substance cancéreuse, il suffit
cependant, dans la majorité des cas, pour porter un diagnostic
certain, de constater l'existence des excroissances spon-
gieuses et ulcérées qui dans les cas de cancer pullulent dans
l'intérieur du larynx et de voir la marche que suivent ces
ulcérations.

Les douleurs caractéristiques du cancer ne paraissent pas
exister ici. La seule douleur spontanée qui paraisse exister
dans la plupart des cas, si ce n'est dans tous, est le résultat
de l'irritation de l'organe et consiste dans une gêne douloureuse qui provoque la toux ; toutes les tumeurs de la cavité
laryngienne en produisent autant ; ce n'est donc pas un
signe de diagnostic. Mais un bon signe qui existe quelquefois c'est l'engorgement ganglionnaire, parfois aussi la
teinte cachectique.

Enfin, pour compléter ce chapitre de diagnostic différen-
tiel, nous allons donner les caractères des différentes tumeurs
qui se rencontrent aussi le plus souvent dans le larynx et qui
pourraient être confondues avec le cancer. En se reportant
au chapitre précédent de l'anatomie pathologique du cancer
et à celui de sa symptomatologie, on verra les différences
qui les séparent de lui :

Les fibromes atteignent une grosseur variable et se présentent le plus souvent isolés à l'observation. Au début de
leur développement ils apparaissent avec la grosseur d'une
tête d'épingle, d'un tubercule ; plus tard ils atteignent le
volume d'un pois, d'une noisette ou d'une châtaigne. Ils
offrent une couleur blanc sale, rose clair ou plus rarement
une couleur veineuse, violet foncé. La plupart des fibromes
ont une forme pyriforme ou entièrement ronde avec un
pédicule plus ou moins épais. Quelquefois ils ont la forme
ovale et adhèrent immédiatement à la muqueuse sur laquelle

ils s'étendent en diverses directions. Lorsque les rapports sont tels, les parties du larynx situées en face, surtout les ligaments qui bordent le ventricule peuvent, à la suite du contact prolongé avec la tumeur, subir une légère déformation. Les fibromes pédiculés, lorsque leurs insertions ont quelque rapport avec les cordes vocales ou le ventricule de Morgagni, pendent le plus souvent comme un pendule dans la cavité inférieure du larynx et ne sont rejetés que de temps en temps par les expirations forcées par dessus les cordes vocales. Un certain nombre de ces polypes se montrent en partie, dépassant immédiatement sur les bords de la glotte le pli longitudinal où cette tumeur blanche ou rougeâtre prend son insertion pour pendre dans l'intérieur de l'espace inférieur du larynx ; au moment de la phonation elles peuvent se montrer complétement à découvert aux yeux de l'observateur.

La surface du fibrome se montre à travers son revêtement épithélial le plus souvent lisse et luisante ; quelquefois au contraire elle est fendillée, rugueuse et granuleuse. La forme lobulée est la plus rare. La croissance en est très-lente. La récidive après une extirpation complète est très-rare. Lorsqu'on incise un de ces fibromes on sent une grande résistance ; l'écoulement sanguin est tout à fait faible.

Les tumeurs papillaires (papillome, condylome) se distinguent, au premier aspect du fibrome par une texture plus molle. Ils se présentent sous forme de tumeurs agglomérées, de choux-fleurs, de mûres ou de petits grains. Leur structure simple ne montre, dans les premiers degrés de leur développement, que de petites papilles, gris blanchâtres, pointues, filamenteuses, en forme de stalactite ou de bourgeons ; ces productions s'élèvent ou bien séparément sur la muqueuse, ou bien forment des groupes à fentes

Blanc.   3

nombreuses. Lorsque sa structure se joint à celle du fibrome on voit s'élever directement de la muqueuse un ou plusieurs rameaux fibreux ; sur ces branches et ces ramifications se dressent les papilles ; elles s'y disposent en groupes et y sont tantôt parfaitement isolées, tantôt réunies en masses polypeuses confuses et étendues d'une façon variable. C'est tantôt l'aspect d'une framboise, d'une fraise, d'un grain de raisin, tantôt d'une verrue, d'un chou-fleur ou d'une crête de coq ; d'autres fois ce sont des tumeurs déchiquetées, se montrant sous forme de langues, de papilles, frangées ou enchevêtrées ; elles s'étendent tellement que souvent toute la partie supérieure du larynx paraît remplie de végétations en choux-fleurs.

La couleur des papillomes se montre généralement blanche ou gris blanc, plus rarement rouge pâle. Les cordes vocales, les ligaments thyro-aryténoïdiens, les ligaments ary-épiglottiques, la paroi postérieure du larynx et la face postérieure de l'épiglotte fournissent le sol de prédilection du papillome qui, fréquemment aussi, s'étend sous ou dans l'angle d'union des cordes vocales. Quelquefois ils remontent et se placent contre la partie postérieure de la face inférieure de l'épiglotte, amènent un bourrelet qui rend quelquefois l'inspection difficile. Les condylômes en forme de verrue se trouvent de préférence à la partie postérieure des cordes vocales et des ligaments qui bornent le ventricule de Morgagni.

Il n'est pas rare d'observer, dans les stades les plus avancés de la tuberculose du larynx, des proliférations papillomateuses, pullulant sur la muqueuse ramollie et infiltrée ou au pourtour des ulcérations ; elles se distinguent par leur couleur gris blanchâtre. L'hémorrhagie, lorsqu'on les coupe, n'est pas très-abondante.

Les tumeurs cystiques, colloïdes sont très-rares dans le larynx. Leur contenu ressemble à du blanc d'œuf qu'on peut constater au laryngoscope et qui s'écoule par la plus faible piqûre. On les a rencontrées quelquefois à la séparation des cordes vocales, ayant la grosseur d'une tête d'épinge ou d'un grain de chènevis. Elles causent de la raucité à la voix. Cela ressemble beaucoup à ce qu'on voit à la paume de la main lorsque l'épiderme est soulevé en ampoule par une irritation mécanique.

Quant aux tumeurs lipomateuses, il est assez rare de les trouver dans leur forme tout à fait pure. Ils représentent plutôt une transition entre le lipome et le fibrome. Le lipome se fait remarquer par sa forme ronde et parce que le plus souvent il forme une tumeur polypeuse pendant à une des cordes vocales. Il est d'une couleur plus blanche ou d'un jaune plus pâle que les autres et peut atteindre une grosseur remarquable. Sa croissance est inégale mais plus rapide que celle du fibrome. Il pend quelquefois dans la cavité du larynx.

En résumé, arrivé à une certaine période, le cancer se distingue suffisamment des autres tumeurs.

CHAPITRE VI.

TRAITEMENT.

Au siècle dernier, lorsqu'une personne avait de violents accès de suffocation, on lui mettait un cautère à la nuque; on lui donnait des gargarismes répercussifs, des lavements détersifs, des narcotiques et des béchiques; enfin, quand cela était possible, on ventousait et l'on saignait la céphalique et la ranine. On voit dans le cas de tumeur du larynx quel devait être le résultat de ces divers traitements appliqués le plus souvent au hasard. Aussi les chirurgiens avaient fini par se croiser les bras, et Bichat nous apprend que jusqu'à Levret la pratique des maîtres était presque toujours d'abandonner à la nature les tumeurs renfermées dans les cavités profondes. (*Journal de chirurgie* de Desault, t. IV, p. 263).

Depuis la découverte du laryngoscope et les tentatives d'Erhmann, l'on sait pour les tumeurs bénignes, quel pas a fait la science par rapport au traitement, et personne aujourd'hui ne saurait contester qu'en cas de danger il faut les détruire. Mais, pour les tumeurs malignes, il n'en est pas ainsi. Personne, que je sache, n'a posé jusqu'à présent de règles précises à cet égard et cela se conçoit lorsque l'on songe que le cancer du larynx a été considéré jusqu'ici comme si rare que chacun de ceux qui en ont découvert un cas, a presque revendiqué pour lui la priorité de la découverte. Je crois donc utile de m'étendre un peu sur cet article du traitement et, tout en donnant mon opinion, de résumer ce qui a été dit et fait à ce sujet.

La nature d'une tumeur maligne étant reconnue, faut-il, comme le recommandent certains, la considérer comme un *noli me tangere*, se borner à quelques adoucissants, à quelques révulsifs, ou bien recourir à la trachéotomie, lorsqu'arrive l'asphyxie ; ou bien faut-il aller à la recherche de la tumeur, l'attaquer par la voie buccale ou la laryngotomie et tenter son ablation ?

Pour nous, cela dépend du siége, de l'espèce et de l'étendue de la production morbide.

Lorsque la tumeur est très-étendue, qu'il est impossible d'extirper tout le mal et qu'elle a déjà déterminé l'engorgement des ganglions lymphatiques, il vaut mieux se borner à un traitement palliatif et à pratiquer la trachéotomie pour éviter la suffocation et prolonger les jours du malade.

Mais, lorsque la tumeur est limitée, que son extirpation complète paraît possible, que son tissu est de nature épithéliale, nous pensons, comme M. Desormeaux, qu'il ne faut pas hésiter à les opérer.

Si la tumeur est pédiculée et située au-dessus des cordes vocales, on pourrait tenter l'ablation par la cavité buccale au moyen de pinces laryngées. Mais, lorsqu'elle n'est point pédiculée, que son insertion est au-dessous des cordes vocales, qu'il y a impossibilité de la détruire par les voies naturelles, il y a indication de recourir à une opération plus efficace. Cette opération est la laryngotomie qu'ont pratiquée chacun une fois avec succès MM. Desormeaux, Verneuil et Michel de Strasbourg. La malade de M. Desormeaux a vécu trois ans encore après ; les deux autres ont succombé un an après l'opération.

Suivant les conseils de M. Desormeaux qui, à ce sujet, a présenté un mémoire à la Société de chirurgie, si l'on pratique la laryngotomie, on ne devra pas craindre d'ouvrir l'organe le plus largement possible, afin d'agir plus sûrement sur la tumeur dont il est très-important de détruire jusqu'à la dernière trace. Suivant ce chirurgien l'on peut tenter l'extirpation tant que la lésion ne dépasse pas la cavité laryngienne par sa partie supérieure, ce que l'on constate au moyen du laryngoscope, et tant qu'elle n'a pas franchi la boîte cartilagineuse qui lui oppose longtemps une barrière ; ce dernier progrès de la maladie se reconnaît à l'augmentation de volume de l'organe, qui prend en même temps une forme irrégulière et une consistance anormale. Cette contre-indication du reste ne peut guère exister au moment où la question d'opération se pose pour la première fois; car, avant d'en arriver à ce point, la tumeur aurait produit l'asphyxie, à moins qu'une opération précédente n'ait assuré la liberté de l'opération.

Suivant son conseil aussi, après la laryngotomie et la destruction de la tumeur, on doit laisser à demeure une canule dans la trachée assez longtemps pour s'assurer qu'il ne se fait pas de récidive. L'ouverture ainsi entretenue permet d'explorer l'organe de bas en haut, de cautériser les points qui donnent de l'inquiétude et enfin si l'on est obligé de recourir une seconde fois à la laryngotomie, elle simplifie l'opération.

La laryngotomie, regardée autrefois comme une opération des plus dangereuses, est aujourd'hui, par la plupart des chirurgiens, considérée, sinon comme facile, du moins comme étant sans gravité pour la vie, et malgré le Dr Debrou d'Orléans, qui en 1864 a communiqué à la Société de Chirurgie un cas de laryngo-trachéotomie qui n'a pas été heureux, nous pouvons dire que la science possède de nos jours, ainsi que M. Planchon l'a prouvé dans sa thèse inaugurale, assez de faits pour faire croire à cette innocuité. Avec elle on ne doit pas même craindre de compromettre la phonation, puisqu'on peut éviter les cordes vocales ; mais, dans le cas où elles seraient atteintes par le mal, il ne faudrait pas hésiter à les sacrifier. L'aphonie vaut mieux que la mort.

On sait que c'est au Dr Brauers que revient l'honneur de s'être ouvert le premier une voie artificielle vers les tumeurs du larynx en 1833. Mais cette opération ne commença à devenir classique qu'après avoir été répétée en 1844 par M. le professeur Ehrmann, qui fendit le cartilage thyroïde. Une certaine timidité persista jusqu'à l'introduction du laryngoscope, et le plus souvent jusque-là l'opération ne porte que sur les parties les plus supérieures du larynx ; c'est la laryngotomie sous-hyoïdienne de Vidal et de Malgaigne, pratiquée la première fois par Prat.

Aujourd'hui le chirurgien, fixé sur la position précise du mal qu'il doit détruire, choisit rationnellement le moment, la méthode, et quatre procédés différents se présentent à lui :

1° Extirpation par la bouche avec laryngoscopie ;

2° Extirpation avec laryngotomie simple ;

3° Extirpation après la trachéotomie préalable ;

4° Extirpation immédiate par trachéo-laryngotomie ;

Mais nous avons dit qu'on ne pouvait pas toujours enlever une tumeur maligne ; on est alors réduit aux palliatifs. M. le Dr Mandl se trouve bien des badigeonnages avec la glycérine ; M. le Dr Moura Bourouillou a employé dans certains cas avec avantage les scarifications à la base de la langue ; il pratique aussi, en cas de suffocation, le cathétérisme avec une sonde d'étain ; enfin, en ce moment, nous avons vu de bons effets chez le malade de M. Isambert qu'il cautérise avec l'acide chromique.

Si la tumeur est friable, il peut s'en détacher des fragments dans les quintes de toux. On peut en provoquer ou en déterminer l'expulsion à l'aide du doigt ou d'une pince laryngée ; mais malheureusement le mal ne tarde pas à récidiver. Les vomitifs, qu'on a employés dans cette intention ont parfois apporté du soulagement par rejet de parcelles de tumeur ; mais ce soulagement n'est que passager, à supposer même que ceux-ci n'affaiblissent pas le malade et n'aggravent pas ainsi sa situation.

On pourrait également employer le galvano-cautère, moyen difficile dans son emploi, mais dont l'action est plus profonde que celle d'aucun caustique, cause peu de douleur, et n'est suivi d'aucune hémorrhagie. Si on l'emploie, la condition indispensable, comme le dit Bruns de Tubingue, est que l'application du fil de platine à l'endroit malade puisse être exactement vue et surveillée par le médecin.

On a aussi employé les solutions caustiques à des degrés de concentration très active en injections laryngées, mauvais procédé, qui est difficilement supporté, et dont l'action ne peut être limitée. D'ailleurs, toutes les cautérisations ne nous paraissent qu'un palliatif pour un temps bien limité, à supposer même qu'elles n'irritent pas la production morbide ; nous ne les croyons bonnes que comme auxiliaires dans le cas d'extirpation.

Nous ne parlerons pas du traitement médical, dont les résultats sont nuls et qui ne pourra servir qu'à faire rejeter l'idée d'une affection syphilitique.

Enfin, comme traitement palliatif, nous avons pour dernière ressource, en cas de suffocation, la trachéotomie; à laquelle on doit toujours recourir, car plusieurs de nos observations prouvent que ce moyen a pu prolonger plusieurs fois la vie du malade de quelques mois, et même de un an ou deux.

Cette opération, difficile quelquefois à cause de la mobilité du larynx et des hémorrhagies qui peuvent en résulter, est pourtant, dans la majorité des cas, sans danger. Trousseau, qui en a pratiqué un si grand nombre de fois, prétend même, dans son *Traité de phthisie laryngée*, n'avoir jamais été obligé de lier une seule fois une veine ou une artère. Cent onze fois sur cent treize, dit-il, le sang s'est arrêté au moment où la canule a été introduite; deux fois il a continué de couler après cette introduction; une pression exercée sur les tissus, en prenant la canule pour point d'appui, suffit pour tout arrêter, de sorte qu'il conclut que, dans la trachéotomie, il faut éviter les vaisseaux veineux, mais que, quand cela est impossible, il faut les couper franchement, ne pas les lier, ouvrir la trachée, introduire et attacher la canule.

Toutefois, si, en tant qu'opération, la trachéotomie est une opération sans danger, il faut reconnaître cependant qu'elle peut déterminer une bronchite ou une pneumonie lobulaire qui souvent enlève rapidement les malades. Cela se conçoit aisément, lorsque l'on songe à la propagation de l'inflammation de la plaie, que l'air n'est plus réchauffé par la bouche, et qu'il pénètre directement dans les bronches avec toutes les impuretés dont il est chargé. Il sera donc bon de mettre à l'entrée de la canule, soit une éponge, soit du coton, soit tout autre corps destiné à tamiser l'air.

Asclépiade avait déjà proposé l'incision de la trachée. Desault fut le premier qui en posa bien les indications. Il ne l'a point pratiquée. Ce n'est que depuis Bretonneau et Trousseau que cette opération, bien comprise, est faite sans accidents.

Dans sa thèse inaugurale (Strasbourg, 1866), le docteur Schwebel (*De la laryngotomie thyroïdienne et de ses médications*), tout en conseillant la laryngotomie pour les cancroïdes, lorsque l'asphyxie est imminente, ajoute que le cancroïde vrai repullulant presque fatalement, une extirpation partielle du larynx lui est seule applicable.

Un chirurgien allemand est allé plus loin. Il conseille tout simplement l'extirpation complète du larynx et appuie son dire sur des expériences faites sur des chiens. Sur cinq, l'un a péri au bout de deux jours, deux après quinze jours et un autre après quatre semaines. La mort, suivant lui, doit être en grande partie attribuée à l'asphyxie produite par le déplacement de la canule, la surveillance des trois premiers chiens ayant été fort incomplète. Chez le cinquième, la trachéotomie a été faite préalablement quelques jours avant l'extirpation du larynx ; la trachée est devenue adhérente à la peau et ne s'est pas abaissée.

L'auteur croit l'opération possible chez l'homme ; qu'il la fasse le premier, et alors nous pourrons juger. Mais en songeant aux nerfs et aux vaisseaux qui se trouvent dans cette région ; en nous rappelant combien, par exemple, ce voisinage rend dangereuse la simple ablation de la glande thyroïde, nous ne croyons guère que personne ose la tenter avant lui.

En attendant, nous croyons qu'il est plus sage de s'en tenir aux moyens palliatifs ou à la laryngotomie.

OBSERVATION I.

Épithélioma du larynx (observation prise dans le service de M. Demarquay, chirurgien à la Maison municipale de santé.)

Le 5 novembre 1868, M. de C... consulte le D^r Ch. Fauvel pour enrouement datant de trois ans.

Il se plaint de douleurs sourdes dans tout le larynx, de difficulté dans l'exercice de la parole et d'essouflement, de fatigue pendant la marche. Il est amaigri, quoique mangeant bien et digérant bien. M. de C... n'a jamais eu de maladies de poitrine. L'examen du thorax ne révèle rien ; tous les organes thoraciques sont à l'état normal. Cependant le malade rend quelques petits filets de sang dans ses crachats, sans quintes de toux, ni efforts. Il ne fume pas, il est sobre. Il ne s'accuse que d'un défaut, celui de beaucoup parler malgré les vives douleurs qu'il ressent dans le larynx lorsqu'il abuse un peu de la parole. Il nie tout antécédent syphilitique.

A l'examen du larynx, le Dr Fauvel, constate une altération très grande de toute la corde vocale inférieure gauche qui est d'un rouge livide le long de son bord libre et présente au milieu de ce

bord une végétation rouge en forme de polype à base large, à surface grenue et de la grosseur d'un petit pois. En faisant pousser au
malade le son É on s'aperçoit que cette tumeur n'est pas isolée de
la corde, qu'elle n'en est qu'une portion tuméfiée, œdématiée.

La corde vocale supérieure du même côté participe à cette inflammation.

Toute la moitié droite du larynx est saine.

La couleur rouge sale, la teinte un peu plombée de la moitié
gauche du larynx font croire à une affection, de mauvaise nature,
car dans la tuberculose et la syphilis, on ne rencontre pas cette
teinte particulière et l'on trouve d'autres caractères absents ici.

Cependant on soumet le malade a un traitement anti-syphilitique
et on touche directement toute la partie malade du larynx avec des
éponges imbibées tantôt de laudanum, tantôt d'une solution
concentrée de nitrate d'argent, tantôt de teinture d'iode, et le silence
est ordonné.

Le Dr Fauvel revoit le malade le 20 novembre et le 26 décembre
1868. Le gonflement et la rougeur de la moitié gauche du larynx
ont augmenté.

Le 2 janvier 1869 et les jours suivants, il constate que la moitié
droite commence à devenir malade, à prendre la même teinte que le
côté gauche. Il n'a plus aucun doute sur la nature de l'affection. Il
s'abstient de tout traitement local et cesse la médication spécifique.
Il ordonne au malade le séjour dans les pays chauds et un régime
anti-cancéreux à la ciguë.

Au commencement de l'année 1870, les cordes vocales du côté
droit sont prises à leur tour. La dyspnée a augmenté d'une manière
notable et la suffocation est à craindre. C'est alors que M. Fauvel
l'adresse à la Maison municipale de santé pour y subir l'opération
de la trachéotomie, le seul moyen de faire cesser les accidents de
suffocation qui menaçaient sa vie.

A son entrée, le 24 février 1870, à 4 heures du soir, il se présente
dans l'état suivant :

Etendu horizontalement dans son lit il est en proie à une dyspnée
extrême. Le pouls est à 96, la R. à 36, la température à 36°8/10.

Les inspirations sont longues, sifflantes, rudes ; les expirations prolongées. Le visage est pâle, les yeux enfoncés, entourés d'un cercle palpébral bleuâtre. Le front, les extrémités sont couverts de gouttes de sueur un peu froide, visqueuse. Il n'y a pas, à ce moment, d'accès de suffocation. Pas de toux, mais depuis quelque temps, quelques crachats visqueux, adhérents, intimement mélangés d'une petite quantité de sang. L'impulsion cardiaque est forte, sèche, frappe désagréablement l'oreille et soulève presque la tête de celui qui ausculte.

L'artère temporale a des flexuosités très-marquées ; la radiale surtout est un peu flexueuse, surtout dure, roulant sous le doigt ; toutes les artères superficielles battent avec force.

Le malade éprouve d'incessantes envies d'uriner qui n'aboutissent qu'à l'expulsion d'une très-petite quantité de liquide ; la vessie ne dépasse pas la symphyse pubienne.

Il peut se tourner, parler très-bas, mais distinctement.

Le lendemain 25 février, l'opération est pratiquée.

Le malade étant placé dans une position commode pour l'opération, M. le Dr Demarquay cherche d'abord à déterminer le rapport des parties constituantes du cou. Ce dernier était court et le cartilage cricoïde se trouvait placé à un travers de doigt au-dessus de la partie supérieure du sternum.

M. Demarquay fit sur la ligne médiane une incision qui s'étendait de la partie moyenne du larynx jusqu'au sternum. Il divisa successivement les tissus, liant les vaisseaux à mesure qu'ils étaient coupés et il arriva avec difficulté sur la partie supérieure de la trachée-artère pour la découvrir dans une étendue convenable. Il dut disséquer derrière le sternum, en ayant bien soin de ménager le tronc brachio-céphalique que l'on sentait battre à une petite distance.

L'opération aurait pu être rendue plus facile en faisant l'ablation partielle du cartilage cricoïde et en pratiquant la laryngo-trachéotomie. Mais en agissant ainsi la canule aurait été placée dans le larynx au centre de la partie malade, au contact d'une muqueuse douée d'une grande sensibilité.

Ce sont ces circonstances qui ont toujours porté M. Demarquay à rejeter, dans les cas de maladies du larynx, la laryngo-trachéotomie. Ajoutez à cela, pour lui, que si la maladie était curable on condamnerait le malade, par la destruction partielle du cartilage cricoïde, à porter toujours une canule. Pour toutes ces raisons, il donna la préférence à la trachéotomie qu'il parvint à pratiquer. A deux reprises, l'opération a dû être suspendue pour laisser le malade respirer librement. L'écoulement sanguin a été presque nul; l'opération depuis le premier coup de bistouri jusqu'à l'introduction de la canule a duré dix-huit minutes.

L'état du malade fut très-amélioré par le fait de l'opération; mais il succomba le quatrième jour, à une pneumonie.

L'*autopsie*, pratiquée le 3 mars, montra ce qui suit :

Cavité abdominale : Les reins, la rate sont parfaitement sains. Le foie présente sur sa face convexe une cicatrice linéaire, superficielle de 5 à 6 centimètres, dirigée un peu obliquement de bas en haut et de droite à gauche.

La cavité crânienne n'a pu être ouverte.

Cavité thoracique : Les parois ne présentent aucune trace cicatricielle.

Le *cœur* est volumineux et flasque; ses cavités sont dilatées, ses parois sont peu épaisses; la substance musculaire est légèrement graisseuse.

L'*aorte* depuis son origine jusqu'à la naissance des artères des membres supérieurs, présente une dilatation uniforme, qui contraste avec la diminution de calibre de ce gros tronc, à partir de l'aorte - ascendante.

Les cavités droites du cœur sont remplies de sang noir, fluide qu'on enlève à l'aide d'un filet d'eau. Il reste un caillot fibrineux, aplati, enclavé dans les colonnes charnues et les cordages tendineux, jaunâtre, facile à dissocier et se prolongeant à une distance de plusieurs centimètres dans le système à sang veineux.

De chaque côté le *poumon* est retenu à la paroi thoracique par quelques tractus celluleux faciles à déchirer.

Le lobe supérieur de chaque poumon est complétement sain.

Le lobe inférieur, surtout à la base est noir foncé, non crépitant sous le doigt, dense, carnifié, présentant çà et là de petites vacuoles irrégulières, remplies de pus, entourées d'une couche de tissu très-dense, se laissant couper par tranches comme on ferait d'une rate très-ferme. Ces vacuoles existent aussi à la surface du poumon. D'ailleurs le tissu pulmonaire même dans ses points les plus carnifiés, coupé par tranches très-fines continue à surnager sur l'eau, ou du moins ne tombe pas au fond du vase.

Larynx : L'arbre aérien depuis l'épiglotte jusqu'à la bifurcation de la trachée présente deux parties bien distinctes séparées par le cricoïde.

1º *Tout ce qui est au-dessus* forme un entonnoir à évasement supérieur composé lui-même de deux portions.

L'une supérieure comprend le vestibule ou portion sus-glottique du larynx et a conservé sa capacité et surtout sa dilatabilité normales.

L'autre, inférieure, correspond au larynx proprement dit et s'étend depuis le sommet des cartilages aryténoïdes jusqu'au cricoïde. Cette partie forme un conduit rétréci dont les parois sont composées de la façon suivante : en arrière par les cartilages aryténoïdes et par la paroi postérieure du larynx formant à ce niveau la paroi antérieure du pharynx.

En avant la paroi est incomplète, car il y a séparation des deux moitiés du cartilage thyroïde sur la ligne médiane, par usure progressive de dedans en dehors. Cette division avait été constatée sur le cadavre avant l'enlèvement de la pièce. On pouvait, en effet, à travers la peau, imprimer quelques légers glissements des deux pièces l'une sur l'autre.

Latéralement, la paroi est constituée par les deux lames du thyroïde, très-dures, très-résistantes. Si d'un coup de ciseau on achève la division du cartilage thyroïde, on voit la cavité du larynx rétrécie et réduite à une sorte de filière étroite.

De chaque côté toute la portion sous-glottique et les ventricules du larynx sont remplis par une excroissance fongueuse, saignante d'un gris rougeâtre.

A droite, les deux tiers antérieurs des deux cordes vocales sont envahis par la production morbide ; mais le tiers postérieur est intact et l'espace compris entre les deux cordes vocales conservé.

A gauche, les deux cordes vocales sont complétement érodées et usées. Il ne reste qu'une languette de la corde vocale inférieure.

L'espace compris entre les deux cordes est comblé par les végétations.

Tout l'espace compris en arrière d'un plan passant par le bord postérieur des aryténoïdes, est complétement indemne.

En deux mots *la glotte vocale a disparu ;* la *glotte respiratoire est intacte,* ce qui s'accorde avec l'aphonie du vivant, sans que pour cela il y eût asphyxie.

2° *Le cricoïde* forme la partie la plus rétrécie, l'isthme de la pièce il est sinon ossifié, au moins calcifié.

3° A partir. du cricoïde, la trachée se dilate progressivement jusqu'à sa bifurcation. Toute la portion purement membraneuse du conduit aérien présente sur la ligne médiane et de chaque côté, une série de faisceaux dirigés de haut en bas, soulevant la muqueuse et se bifurquant comme la trachée.

Examen histologique (fait par M. le Dr Albert Hénocque).

La tumeur a été examinée dans ses diverses parties, c'est-à-dire :

1° Au niveau des cordes vocales,

2° Au niveau des ventricules,

3° Au-dessus des cordes vocales,

4° Dans le périchondre de la face interne et de la face externe du thyroïde,

5° Dans le cartilage thyroïde.

J'indiquerai les particularités présentées par l'examen fait en ces diverses parties, et j'y adjoindrai quelques considérations sur la nature de la tumeur et sur son mode de propagation.

1° *Au niveau des cordes vocales.* — La tumeur est constituée par une masse fongueuse et ulcérée, molle, ne se laissant pas diviser en masses papillaires, mais formant des granulations volumineuses qui se réduisent facilement en pulpe. La dégénérescence a envahi les cordes vocales dans une partie de leur épaisseur; elle semble s'arrêter à la partie musculaire; mais la muqueuse en certains points a complétement disparu.

En enlevant par le grattage les éléments les plus superficiels, on trouve qu'ils sont composés de cellules épithéliales irrégulières, aplaties, et présentant les formes les plus variées comme on peut le voir dans la figure 1.

Dans la plupart de ces cellules on trouve un noyau très-distinct, avec 1 ou 2 nucléoles, et quelques granulations graisseuses situées soit dans le noyau, soit autour du noyau.

Dans les cellules qui sont les plus aplaties, le noyau est plus étroit et moins apparent.

On trouve des éléments épithéliaux en forme de raquettes, de cylindres allongés irrégulièrement aplatis et de fuseaux renflés à leur partie moyenne où se trouve le noyau; enfin certains éléments fusiformes, dans une partie de leur étendue, se renflent soit à une extrémité, soit aux deux extrémités et alors présentent deux noyaux. On trouve également de ces cellules complexes qui semblent formées par la réunion de plusieurs cellules épithéliales qui ont été autrefois désignées sous le nom de cellules mères.

Quelques grosses cellules présentent des cavités qui renfermaient d'autres cellules épithéliales plus petites et dont on retrouve le moule en divers points de la grosse cellule.

Des coupes fines pratiquées dans l'épaisseur des masses fongueuses et perpendiculairement à la surface de la muqueuse, montrent l'ensemble de la texture de la tumeur, qui est représenté dans la figure 2.

La tumeur semble entièrement constituée par un amas de cellules épithéliales formant une masse compacte, et qui ne présente en aucun point la forme de cul-de-sac glandulaire, ni l'aspect des masses cylindriques ou arrondies qui ont été désignées sous le nom de productions hétérodéniques, et qui rappellent plus ou moins nettement l'aspect des glandes.

Cependant un examen plus minutieux permet de distinguer dans la tumeur trois zones principales qui doivent être décrites séparément.

Dans la zone profonde, et qui répond au tissu sous-muqueux, on retrouve du tissu lamineux et des vaisseaux; mais les faisceaux sont écartés, et entre eux on reconnaît des éléments cellulaires qui ont les caractères de l'épithélium jeune, c'est-à-dire des cellules épithéliales arrondies ou des noyaux entourés de protoplasma, analogues à ceux qui se rencontrent dans le corps muqueux de la peau.

Dans la zone moyenne, on trouve des cellules épithéliales assez régulièrement polyédriques avec angles arrondis, surtout vers la partie externe; mais, vers la partie profonde, il est plus difficile de séparer les éléments épithéliaux et en bien des points, on ne trouve que des noyaux analogues à ceux de l'épithélium, entourés d'une masse granuleuse de protoplasma, au milieu de laquelle on voit des traces de segmentation.

Dans la zone externe ou superficielle, il n'y a que des éléments épithéliaux, aplatis, déformés, constituant une masse entièrement formée de cellules épithéliales, ayant les caractères déjà indiqués et figurés.

En résumé, au niveau des cordes vocales, la tumeur est constituée en grande partie par des éléments épithéliaux, qui ont envahi la muqueuse et le tissu sous muqueux; ils sont disposés en plaque épaisse dans laquelle on peut distinguer trois zones qui correspondent à diverses phases du développement ou de l'envahissement.

Cette texture se retrouve avec quelques particularités secondaires dans toute l'étendue de la production morbide.

2° *Au niveau des ventricules*, nous n'avons à signaler d'autre particularité que la présence de quelques cellules épithéliales cylindriques, à cils vibratiles, trouvées sur les limites de la dégénérescence.

3° *Au-dessous des cordes vocales*, avec une texture analogue, on rencontre un nombre considérable de ces productions à peu près constantes dans l'épithélioma, et qui ont été désignées sous le nom

Blanc.   4

de globules épithéliaux, productions perlées et qui sont des formations épithéliales atteintes de dégénérescence dite hyaline.

4° *Le périchondre du cartilage thyroïde* est le siége d'altérations importantes. Elles se rencontrent au niveau de la partie du cartilage détruite par ulcération.

Le périchondre est épaissi, et à l'examen microscopique on reconnaît que cette augmentation de volume est en grande partie due à une infiltration d'éléments épithéliaux. L'infiltration existe d'ailleurs dans le périchondre de la face externe du cartilage thyroïde, bien au-delà de la partie ulcérée et dans le périchondre recouvrant une portion de cartilage qui ne nous a pas présenté d'altérations particulières.

5° *Cartilage thyroïde.* Au niveau de l'ulcération du cartilage, on ne retrouve qu'un tissu (fibreux, composé d'éléments lamineux et de fibres élastiques à noyau, au milieu desquels sont infiltrés des éléments épithéliaux. Ce tissu présente également à l'œil nu l'aspect de fibro-cartilage ramolli ; il se confond entièrement avec le périchondre.

Vers les bords de l'ulcération, le tissu cartilagineux présente des altérations remarquables, et qui montrent les divers modes d'envahissement du cartilage par l'épithélium.

Nous les désignerons sous le nom *d'envahissement direct* et *d'envahissement par transformations successives.*

Dans le premier cas, qui est, croyons-nous, peu connu, il y a transformation brusque du tissu cartilagineux en tissu épithélial, comme on le voit dans les figures 3 et 4 ; le tissu cartilagineux est comme découpé nettement et remplacé par du tissu épithélial.

D'une part on voit des chondroplastes qui ne paraissent nullement altérés, et presque contigus à ces éléments des cellules épithéliales.

Cependant on peut, en plusieurs points, distinguer entre le cartilage et l'épithélium une zone étroite qui montre le mode d'envahissement ou de transformation. Dans cette zone, la substance hyaline fondamentale est remplacée par une masse granuleuse dans laquelle on trouve, surtout du côté de l'épithélium, des noyaux entourés d'une masse de protoplasma et même des cellules épithéliales arrondies, disposition analogue à celle que nous avons vue à la zone moyenne des portions de la tumeur qui ont envahi la muqueuse. Dans quelques points, les cavités des chondroplastes sont encore remarquables, parce qu'elles ne sont qu'en partie comprises dans la masse granuleuse ; mais elles sont remplies par des éléments épithéliaux.

Nulle part, cependant, je n'ai pu voir dans les chondroplastes, situés au milieu de substance cartilagineuse non altérée et encore transparente, des éléments épithéliaux renfermés dans les cavités des chondroplastes, ce qui indiquerait une transformation des cellules de cartilages en cellules épithéliales.

Pour moi, il y a, dans ces cas, envahissement direct du cartilage par l'épithélium, en ce sens que la masse hyaline fondamentale du cartilage se transforme en une masse granuleuse, opaque, au sein de laquelle se développent les cellules épithéliales.

Mode d'envahissement par transformations successives. — Dans les parties du cartilage les plus voisines de l'ulcération, on observe des altérations d'un autre ordre. En effet, au voisinage du périchondre, on voit une multiplication des cellules contenues dans les chondroplastes, puis la substance fondamentale devient striée, fibrillaire, et à un degré plus avancé, elle ne se distingue plus du tissu fibreux du périchondre ; en même temps on trouve des cellules épithéliales infiltrées dans ce tissu transformé.

Il y a donc transformation fibroïde du cartilage et envahissement du tissu transformé, par l'épithélium.

Conclusions : Cette tumeur du larynx est un épithélioma, dont le point de départ semble devoir être rapporté à la partie de la muqueuse voisine de l'insertion antérieure des cordes vocales. Cet épithélium ne rappelle en rien la structure glandulaire ; il paraît plutôt s'être développé à la surface de la muqueuse et il a envahi progressivement la muqueuse, le tissus sous-muqueux, puis le périchondre et le cartilage thyroïde.

La forme de l'épithélium dominante est l'épithélium pavimenteux, c'est à dire un épithélium se rappochant de celui qui tapisse les cordes vocales. La tumeur en se développant, puis en s'ulcérant sur divers points, a formé des mamelons fongueux qui ont déterminé l'aspect extérieur.

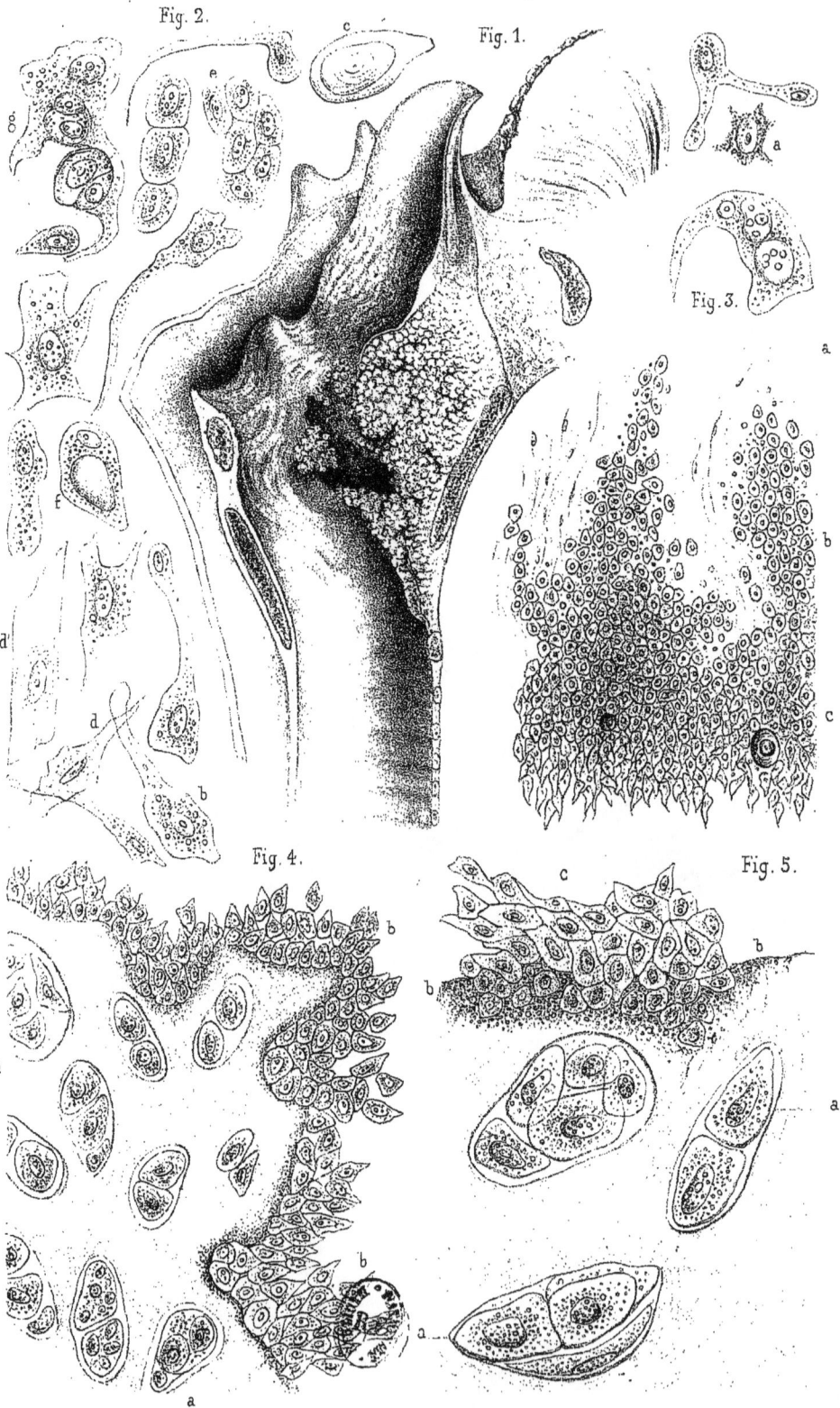

Fig. 2.

Fig. 1.

Fig. 3.

Fig. 4.

Fig. 5.

P. Lackerbauer et A. Henocque ad nat. del.

Imp. Becquet à Paris.

Figure 1. Coupe médiane antéro-postérieure. Moitié gauche du larynx (observation 1.)

Figure 2. Éléments épithéliaux pris à la surface de la tumeur.
a. Noyaux entourés de protoplasma granuleux.
b. Cellules en raquette.
c. Cellules épithéliales avec dégénérescence hyaline du noyau.
d, d'. Épithélium lamelleux.
e. Cellules épithéliales de la zône moyenne.
g. Cellules multiples.
f. Cellule avec vacuole centrale.

Figure 3. Coupe de la tumeur.
a. Zône interne ; tissu lamineux et infiltration épithéliale.
b. Zône moyenne ; noyaux, protoplasma et cellules arrondies.
c. Zône externe; épithélium pavimenteux et lamelleux irrégulier.

Figure 4. Cartilage thyroïde.
a. Portion cartilagineuse avec chondroplastes.
b. Production épithéliale envahissant le cartilage.

Figure 5. Cartilage thyroïde ; envahissement direct par l'épithélium.
a, a, a. Chondroplastes et cellules de cartilage.
b. Couche granuleuse opaque, intermédiaire ; protoplasma et noyaux.
c. Éléments épithéliaux.

OBSERVATION II.

Cancer épithélial du larynx (observation due à M. le Dr Désormeaux, chirurgien à l'hôpital Necker).

Vers la fin de mai 1866, je fus appelé par le Dr Gauchet auprès de Mme G..., pour remédier à une chute de l'utérus dont elle éta affectée.

Cette malade souffrait longtemps avant le déplacement de l'utérus d'une tumeur du larynx, pour laquelle elle recevait les soins du Dr Fauvel. Le prolapsus utérin était presque complet, et l'organe sortait en grande partie de la vulve. Mais, après l'avoir réduit, je me contentai d'employer des moyens palliatifs, parce que les accidents causés par la maladie du larynx devenaient tellement menaçants, qu'il fallait avant tout les combattre. En effet, l'oppression, qui était déjà considérable lorsque j'avais commencé à voir la malade, devenait de plus en plus forte, et bientôt la respiration fut très-difficile et sifflante dans l'inspiration comme dans l'expiration ; la voix était rauque lorsque la malade s'efforçait de produire des sons ; sans efforts, elle était aphone.

Pendant tout le mois de juin, ces symptômes s'aggravèrent d'une manière continue. En même temps, le laryngoscope faisait découvrir une tumeur arrondie, lisse, d'un rouge foncé qui s'engageait entre les cordes vocales et les cachait en grande partie. Dans les points où elles étaient encore visibles, les cordes vocales inférieures offraient leur aspect naturel et leur couleur d'un blanc nacré.

La cautérisation était sans effet ; les tentatives d'arrachement de la tumeur avaient échoué, et la suffocation devenait imminente. Il fut décidé que je pratiquerais l'extirpation de la tumeur par laryngotomie, cette opération étant la seule qui puisse sauver la malade. L'opération fut pratiquée le 3 juillet 1866.

Craignant qu'au moment où j'attaquerais la tumeur il n'y eût une hémorrhagie, et que le sang, tombant dans les bronches, produisît l'asphyxie, je pris le parti d'inciser les premiers anneaux de la trachée, afin d'y placer au besoin une canule pour assurer la respiration. Je fis donc sur la ligne médiane une incision étendue du niveau de l'os hyoïde à la partie inférieure du cou. Le larynx et la trachée étant découverts, j'incisai les trois premiers anneaux de la trachée, puis le cartilage cricoïde, au moyen du bistouri. Enfin, je divisai avec des ciseaux le cartilage thyroïde dans toute sa hauteur, en ayant soin de l'attaquer exactement sur la ligne médiane, afin d'épargner les cordes vocales.

L'incision s'arrêtait au-dessous de l'épiglotte.

Les deux moitiés du larynx étant écartées, je pus voir la tumeur qui prenait son point d'implantation sur la paroi droite de la cavité laryngienne, au-dessous des cordes vocales qu'elle recouvrait sans y adhérer. Elle était presque sessile, et sa masse s'étendait à la moitié inférieure de la partie droite du thyroïde. Sa couleur était rouge lie de vin, comme l'avait montré le laryngoscope. Sa consistance fongueuse vers son sommet, où elle était mamelonnée, était plus solide vers son insertion. Je fus forcé d'employer le bistouri pour la détacher, et j'enlevai les derniers restes par le grattage.

Après avoir constaté avec mes confrères qu'il ne restait aucune trace du tissu morbide, je rapprochai la partie supérieure de la plaie et plaçai dans la partie inférieure une canule qui maintenait l'écartement des anneaux trachéens et du cricoïde, afin d'assurer la respiration s'il survenait du gonflement de la glotte et de ménager en même temps une voie pour surveiller le siége de la tumeur et y pratiquer, au besoin, des cautérisations plus facilement que par la partie supérieure.

Les suites furent très-simples; il n'y eut pas d'accidents; la respiration était rétablie, mais la voix manquait et ce n'est qu'au bout de quelques semaines qu'elle revint, sans doute lorsque l'inflammation de la glotte déterminée par l'opération eut disparu. La parole alors était rauque, mais assez sonore et bien articulée.

Dès le lendemain de l'opération, le prolapsus utérin avait disparu spontanément et je m'assurai que l'organe avait repris son siége normal. Le déplacement était donc causé par la dyspnée.

L'état de choses resta le même pendant plusieurs mois; la santé était bonne. La malade pouvait respirer en bouchant la plaie lorsqu'elle n'avait pas de canule, et la voix, tout en restant enrouée, s'était améliorée. J'aurais été tenté de fermer la portion de plaie encore ouverte, mais Madame G... désira garder la canule et l'évé-nement lui donna raison. En effet, dans les premiers jours de 1868, on put voir à travers l'ouverture de la trachée et du cricoïde quelques végétations dans le point qu'avait occupé la maladie.

Les cautérisations de bas en haut et les tentatives d'extirpation par l'ouverture artificielle, furent sans effet et la maladie qui avait marché lentement pendant tout l'hiver, commença vers le mois d'avril à faire des progrès plus rapides. Des tentatives de cautérisa-tion à travers la glotte, faites avec M. Fauvel, furent sans résultat. Il en fut de même de la cautérisation électrique tentée par M. Amus-sat. La tumeur se montrait de nouveau dans la glotte et par son extrémité inférieure gênait l'introduction des canules, qui causait de petites hémorrhagies.

Une nouvelle opération fut décidée et pratiquée dans les derniers jours du moi de mai. La division des parties molles et des cartilages fut faite dans les cicatrices de la première incision. Les deux moitiés du cartilage thyroïde étaient unies par une substance résistante qu'il fallut inciser avec les ciseaux. Je ne pus pas voir par quels tissus cette cicatrice était fournie ; mais il est certain que les deux moitiés du cartilage étaient solidement réunies.

Une fois le larynx largement ouvert, je trouvai sa cavité complé-tement remplie par la tumeur qui offrait le même aspect que la première et dont l'insertion occupait toute la face latérale droite du cartilage thyroïde au-dessous des cordes vocales et débordait un peu en avant sur le côté gauche et en arrière sur la face postérieure de la cavité laryngienne. Après l'avoir enlevé, je ruginai fortement tous les points d'insertion pour être sûr de ne point laisser de trace de tissu morbide.

Les cordes vocales étaient restées intactes et offraient leur aspect normal, mais dans les points ruginés, le cartilage était à nu.

Le pansement fut le même que la première fois ; la canule, placée entre les bords de l'incision du cartilage cricoïde, en fut bientôt chassée par l'élasticité de ce cartilage et vint se placer dans l'incision des anneaux de la trachée. Lorsque la malade touchait sa canule ou se servait d'une canule à soupape, elle parlait d'une voix assez forte et parfaitement distincte, quoique un peu rauque.

Jusqu'au mois de novembre, il n'y eut aucun incident à noter; mais, vers la fin de ce mois, la voix s'éteignit de plus en plus. Au commencement de décembre, M. Fauvel fit de nouveau quelques tentatives de cautérisation sur une végétation qui se montrait dans la glotte. Bientôt le changement de canule produisit de temps en temps des hémorrhagies quelquefois assez fortes.

Pendant l'année 1868, la tumeur continua ses progrès. Par en haut, elle cachait entièrement la glotte, et par en bas elle se prolongeait dans la trachée de sorte qu'à la fin de l'année, elle descendait au-dessous du niveau de la plaie. Parfois la canule en détachait des portions qui déterminaient de la toux, de la suffocation jusqu'au moment ou elles étaient expulsées.

Dans les derniers mois de cette année, le volume du larynx commença à augmenter sur les côtés en même temps que les bords de la plaie se renversaient en dehors, prenaient l'aspect cancéreux et se couvraient à la partie supérieure de fongosités. La canule repoussée en bas, finit par s'abaisser presque au niveau du bord supérieur du sternum

Au commencement de l'année 1869, la tumeur repoussait en dehors et des deux côtés des sterno-mastoïdiens de haut en bas, depuis le niveau de la mâchoire jusqu'au sternum, derrière lequel elle s'enfonçait un peu. De grosses végétations fongueuses poussaient rapidement sur la surface de l'ulcère, au milieu duquel l'ouverture entretenue par la canule n'avait pour paroi que du tissu cancéreux. Les mouvements de la tête étaient difficiles, l'abaissement de la mâchoire presque impossible; la bouche s'ouvrait surtout par l'élévation de la mâchoire supérieure; les mouvements de la langue étaient très-limités: la parole était complétement aphone. Lorsqu'à grand'peine, on appliquait le laryngoscope, on ne trouvait derrière l'épiglotte qu'une masse fongueuse dans laquelle il était impossible de reconnaître les diverses parties de l'orifice supérieur du larynx

Je changeais la canule le plus rarement possible, car à chaque fois, je craignais que la malade ne mourût suffoquée par le sang ou les portions de tumeur qui tombaient dans la trachée. Le traitement se bornait alors à détruire à l'aide du caustique, les végétations qui auraient fini par empêcher de placer la canule.

Les hémorrhagies finirent par arriver spontanément, et dans les derniers temps il y en eut plusieurs qui faillirent amener la mort. Il s'y joignit un phénomène nouveau. Chaque fois que la malade buvait, une partie du liquide sortait sur les côtés de la canule et dans les derniers jours, il s'en écoulait une si grande quantité que c'est à peine si la malade en avalait quelques gouttes.

Vers la fin de novembre 1869, il survint spontanément une hémorrhagie qui enleva à la malade le peu de force qui lui restait. A partir de ce moment, elle ne put quitter son lit jusqu'à sa mort qui arriva le 9 décembre.

Dans les derniers temps de la vie, la dyspnée ayant reparu, le prolapsus utérin s'était reproduit.

Un fait important à noter, c'est qu'au milieu de tous les signes d'épuisement qui précédèrent la mort, la malade ne présenta jamais aucun symptôme de cachexie.

Nous n'avons pu faire l'autopsie que du larynx et des parties voisines.

Tous les organes du cou, vaisseaux, nerfs, etc... étaient sains ; la tumeur les repoussait, les déplaçait, mais ne les avait pas envahis. Il n'y avait aucun ganglion lymphatique engorgé ni au cou, ni dans la partie supérieure du médiastin. Le larynx seul était malade ou plutôt entièrement détruit par le tissu malade. Sa cavité était entièrement obstruée par des masses mamelonnées, rougeâtres ou grisâtres, offrant l'aspect de l'encéphaloïde ramolli, et il ne restait pas de trace des cordes vocales ni d'aucune des dispositions de la glotte. La cavité laryngienne s'ouvrait largement dans l'œsophage par suite de la destruction de sa paroi postérieure, dont il ne restait qu'un lambeau de tissu cancéreux ramolli qui se rompit au premier contact. Les cartilages avaient disparu; des aryténoïdes, il ne restait rien; du cricoïde à peine deux ou trois petits grains ossifiés,

gros comme des grains de chénevis ; du thyroïde, la grande corne
du côté gauche et une portion d'un centimètre carré au plus. L'os
hyoïde lui-même avait disparu excepté la grande corne gauche qui
tenait encore aux débris du thyroïde par le ligament thyro-hyoïdien.
De tout l'appareil laryngien, il ne reste d'intact que l'épiglotte. Les
premiers anneaux de la trachée ont également été détruits sans
laisser de traces. Il en a disparu, de la sorte, trois ou quatre que
j'avais divisé pendant l'opération.

Examiné à l'œil nu, le tissu morbide présentait comme celui de
la première tumeur, les caractères de l'encéphaloïde ; mais le microscope y montra les éléments du cancroïde épithélial.

Cette observation est intéressante. M. Désormeaux a pu
la recueillir depuis la première période du mal jusqu'au
moment de la mort, arrivée après une destruction du larynx plus complète qu'on ne l'observe généralement. Malgré la longue durée de la maladie, les ganglions lymphatiques sont cependant restés intacts, et la cachexie cancéreuse ne s'est pas montrée, malgré l'épuisement si lent du
malade.

Nous voyons que, si la laryngotomie n'a pu sauver la
malade, elle a au moins prolongé son existence d'un temps
assez long.

Cette observation montre aussi que, contrairement à ce
qui arrive généralement, les tumeurs peuvent se dévelop-
per dans la partie inférieure de l'organe. C'est un fait dont
il faut tenir compte, car en pareil cas l'on voit l'impossibilité d'arriver, par les voies naturelles, sur la racine
du mal.

OBSERVATION III.

Tumeur maligne du larynx opérée une première fois par M. le Dʳ Éd. Fournié, traitée ensuite par M. le Dʳ C. Fauvel (première partie de l'observation dans la Gazette des hôpitaux. 6 juillet 1867, la seconde fournie par M. Ch. Fauvel.)

M. D... est âgé de 62 ans. Depuis environ cinq ans, ce malade éprouvait des troubles vocaux et respiratoires qui allaient toujours croissant, malgré les traitements employés. Depuis deux ans, la voix était complétement abolie, et dans ces derniers temps, les difficultés de la respiration étaient telles que le malade se décida à venir à Paris, pour consulter M. Mounié, médecin en chef du Val-de-Grâce. Obligé de partir pour le camp de Châlons, où l'appelaient ses fonctions de médecin en chef, notre éminent confrère me confia son malade, que j'examinai au laryngoscope. Je constatai la présence d'une tumeur volumineuse et faisant littéralement bouchon dans la cavité laryngienne; à peine distinguait-on, vers le centre de la tumeur, un pertuis linéaire long de huit à dix millimètres, à travers lequel l'air rentrait et sortait avec la plus grande difficulté. Pour mieux apprécier quelle pouvait être la nature de cette tumeur dont la surface était inégale, bosselée, j'introduis pour la toucher un stylet courbe; mais le plus léger contact détermina un violent accès de toux et une petite hémorrhagie.

Le lendemain il présentait des signes de suffocation si sérieux, que la trachéotomie fut jugée indispensable et pratiquée quelques instants après par M. Maisonneuve. Quatre jours après, je pus renouveler mes explorations laryngoscopiques, et je songeai dès lors à extirper la tumeur. Un premier procédé, séduisant par sa simplicité, consistait à prolonger en haut l'ouverture trachéale et à diviser le thyroïde; mais, sur un sujet de 62 ans, dont les cartilages sont déjà ossifiés, l'écartement des lames du thyroïde ne se fait pas sans grandes difficultés, surtout lorsqu'une tumeur est implantée, comme c'était ici le cas, sur sa face postérieure.

D'ailleurs, dans cette opération, on intéresse toujours plus ou moins les rubans vocaux, et la voix reste définitivement compromise Des motifs non moins sérieux me firent rejeter la laryngotomie thyro-hyoïdienne.

Bref, mes préférences s'adressèrent au procédé le plus simple, le plus naturel, le moins compromettant pour le malade : à l'extirpation de la tumeur par la bouche.

Aidé du laryngoscope, la difficulté ne consistait pas précisément à saisir la tumeur avec des pinces courbes et à l'arracher; mais il y avait à craindre en agissant ainsi, une hémorrhagie abondante, car la tumeur saignait au moindre contact. Cette considération me conduisit à l'idée de saisir la tumeur dans l'anse métallique d'un serre-nœud à tige recourbée. Cet instrument, construit sur mes indications par MM. Robert et Colin, fut essayé, mais rejeté aussitôt, à cause de la difficulté insurmontable que j'éprouvai à placer l'anse tout autour de la tumeur.

Il fallait absolument avoir recours à l'arrachement avec des pinces courbes. Toujours préoccupé (mais à tort, comme on le sait) de l'éventualité possible d'une hémorrhagie, je fis construire, par MM. Robert et Colin, une canule trachéale dont l'enveloppe extérieure présentait un grand orifice en regard de la cavité laryngienne, tandis que la canule intérieure ne présentait aucune solution de continuité. Mon intention était de tamponner la partie inférieure du larynx, en introduisant un morceau d'éponge préparée à travers l'orifice de la canule extérieure et de maintenir ce tamponnement par le seul fait de la mise en place de la canule intérieure. Les choses étant ainsi préparées, j'introduisis les pinces courbes dont je me sers habituellement; la tumeur fut saisie; mais elle était si dure que les mors de la pince glissèrent sur elle, et je ne retirai que quelques lambeaux ramollis de la périphérie.

MM. Robert et Colin fabriquèrent pour la circonstance un nouveau système de pinces; et cette fois, à peu près sûr du succès, je pris rendez-vous avec M. Mounié, pour faire l'opération.

C'était le 28 mai. Familiarisé par les tentatives antérieures et rassuré sur le compte de l'hémorrhagie, je négligeai de faire le tamponnement projeté. Un aide tenait avec ses deux mains la tête du malade; ce dernier maintenait avec ses doigts la langue au dehors de la bouche. Quant à moi, le miroir réflecteur sur le front (seul éclairage possible quand on veut opérer facilement dans le larynx), j'appliquai avec la main gauche le petit miroir pharyngien au fond de la gorge, et, avec la main droite, j'introduisis les pinces courbes dans le larynx. Par deux fois la tumeur fut saisie, mais elle échappa aux étreintes de la pince; la troisième fois enfin elle fut enlevée.

La forme de ce produit était en ce moment ovoïde; son grand diamètre mesurait deux centimètres et demi, et la surface d'arrachement présentait un centimètre de large sur deux centimètres de long; sa consistance était très-ferme, presque cartilagineuse.

Le malade n'avait pas souffert du fait même de l'extirpation, et la quantité de sang qui s'était écoulée dans la trachée, le long des parois de la canule, était tout à fait insignifiante.

La cavité laryngienne étant remplie de caillots de sang, il nous fut impossible de continuer pour le moment nos investigations.

Le lendemain nous constatâmes, avec le laryngoscope, que la la tumeur était implantée sur toute la longueur de l'angle thyroïdien et sur une partie de sa lame latérale gauche, depuis l'insertion des rubans vocaux jusqu'aux ligaments aryténo-épiglottiques.

Je constatai également la présence d'une tumeur, grosse comme une petite noisette, sur la face antérieure du cartilage aryténoïde droit et un morceau de pédicule, gros comme un pois volumineux, à la base de l'épiglotte. Séance tenante, la petite tumeur fut enlevée, et deux jours après il en fut de même pour le pédicule.

Dès le lendemain de l'opération, le malade pouvait facilement respirer, malgré l'occlusion volontaire de la canule, et trois jours après il avait recouvré une partie de la voix qu'il avait perdue depuis deux ans.

Cependant tout n'était pas fini. La cavité laryngienne présentait des plaies suppurantes, et sa surface était encore en quelques points très-tuméfiée.

Des cautérisations journalières avec une solution concentrée de nitrate d'argent, portée dans le larynx au moyen d'un peu de coton fixé à l'extrémité recourbée d'un stylet en argent, rétablirent les parties dans leur état normal.

Pour pratiquer plus facilement ces petites opérations, la canule trachéale a été conservée ; mais aujourd'hui la respiration est tout à fait libre ; la voix est complétement revenue, le malade pourra définitivement la retirer.

La tumeur, examinée au microscope par M. Paulet, professeur d'anatomie au Val-de-Grâce, est dite fibro-plastique.

Monsieur Fournier ajoutait que devant ce diagnostic, il pouvait affirmer que le mal était actuellement guéri et que si par hasard il venait à se reproduire il ne serait pas encore au-dessus de l'art.

Nous allons voir qu'il ne devait pas en être ainsi d'après les observations que nous a fournies M. Ch. Fauvel.

M. Charles Fauvel, voit le malade pour la première fois le 9 août 1867.

Je constate, dit-il, dans le larynx une énorme tumeur remplissant tout le vestibule laryngien, du volume d'une noix, plus développée du côté gauche que du côté droit, où on aperçoit encore une partie de la corde vocale supérieure. L'épiglotte et les cartilages aryté-noïdes sont complétement sains.

Il est impossible de voir sur quel point la tumeur s'est déve-loppée. Elle est comme gélatineuse, grenue et sillonnée de petits vaisseaux, et comme recouverte d'un enduit visqueux. L'haleine du malade est fétide. Il ne passe que très-peu d'air par son larynx.

Pendant sept jours consécutifs, j'attaque la tumeur avec le cou-teau de Voltolini, de platine rougi par la pile au bichromate de potasse. Je détermine ainsi le morcellement de la tumeur ; ce qui me permet le 29 août d'arracher avec mes pinces plusieurs mor-ceaux, entre autres un morceau gros comme un haricot.

Depuis le 1er jusqu'au 18 septembre, je continue les cautérisations galvaniques.

Le 18, la respiration par la bouche est devenue assez facile, et l'air passe par une large ouverture entre la corde vocale inférieure droite et ce qui reste de la tumeur. Le cartilage aryténoïde droit est sain, le gauche est un peu déformé et gonflé. La tumeur d'un rouge vif, offre un plan incliné qui va en s'abaissant du côté de la glotte. La voix est tout à fait perdue.

Je n'ai qu'à me louer de la galvano-caustique en voyant le résultat obtenu, surtout si l'on songe que pendant toutes mes manœuvres opératoires, il ne s'est pas produit une seule hémorrhagie.

Le 19, nouvelle cautérisation devant le docteur Amussat.

Le 1er octobre, le malade part pour Lille qui est son pays.

Le 24, il m'écrit qu'il a eu une hémorrhagie, pendant laquelle il a perdu la valeur d'un verre de sang, et comme il a l'habitude de se voir au laryngoscope, il me dit que les quatre endroits brûlés avant son départ sont très-rouges.

Le 28, nouvelle lettre. Les points rouges ont disparu, mais il a un point au côté gauche qui commence à bourgeonner. Les tissus qui entourent la canule sont indurés.

Le 4 novembre, troisième lettre. Il commence à éprouver de la gêne dans la déglutition.

Le 11, il revient à Paris, je le cautérise tous les jours qui suivent.

Le 2 décembre, arrachement d'une partie de la tumeur avec mes pinces.

Depuis le 4 jusqu'au 20, cautérisations avec l'acide chromique.

A cette époque la tumeur a presque disparu; la voix est un peu revenue et le malade repart pour Lille.

Mais, au mois de janvier 1868, il m'écrit que, malgré les cautérisations, qu'il peut se faire lui-même dans le larynx, il ne peut plus respirer par la bouche.

Nouveau voyage à Paris au mois de février. Nouvelles cautérisations et nouveaux arrachements. Le 4 mars, je parviens ainsi à faire arriver jusqu'à la canule l'éponge qui me sert aux cautérisations. Nouveau départ pour Lille.

Le 12 avril, il m'apprend que les cautérisations répétées qu'il se fait ont amené la chute de gros morceaux de la tumeur, qu'il boit et mange bien, qu'il peut même un peu parler.

Mais le 1er mai, le mieux a disparu ; il s'est formé dans le larynx deux gros abcès qui se sont ouverts spontanément en donnant issue à beaucoup de pus fétide et très-clair.

Au mois de juin, il revient à Paris ; je reprends les cautérisations ; le 29, je lui perce un abcès intra-glottique, analogue aux deux premiers.

Il retourne encore dans son pays. Le 15 octobre seulement, il m'écrit qu'il a eu quatre hémorrhagies assez fortes.

Depuis plus de lettres, mais quelques mois après, j'apprends la nouvelle de sa mort. La tumeur était revenue, et il avait succombé à la cachexie cancéreuse.

OBSERVATION IV.

Cancer du larynx (Dr Demarquay, chirurgien de l'hospice Dubois.)

En 1862, M. X..., brasseur, rentrait un soir chez lui, lorsqu'il fut attaqué par trois malfaiteurs, dont l'un d'eux le saisit à la gorge et lui fit une fracture du larynx. Apporté à l'hôpital Dubois, il en sortit guéri quelque temps après.

Depuis plusieurs mois, et comme auparavant, il vaquait à ses occupations, lorsque tout à coup, sans cause connue, il sentit sa voix s'enrouer et devenir bientôt complétement aphone. Quelque temps après, survint de la gêne dans la respiration, et un soir il fut apporté à la maison de santé dans un état voisin de l'asphyxie.

M. Demarquay, chirurgien de cet hôpital, averti, crut devoir procéder sans retard à la trachéotomie.

Il était assisté de M. Ch. Fauvel et de son interne.

L'opération fut difficile. Il était nuit. Il y eut une violente hémorrhagie, que l'on parvint pourtant à arrêter. De plus, la canule était à peine introduite dans la trachée, que le malade fut tout à coup saisi d'un délire furieux. Prenant les médecins pour ses assassins, il s'arma d'un tabouret et, sans la présence d'esprit de

Blanc.   4

M. Demarquay qui, sautant après le cordon qui retenait la canule, le coupa, un malheur serait peut-être arrivé. La canule arrachée, le malade se sentit alors de nouveau suffoqué et retomba sur le lit; on le garotta, et l'opération put être facilement terminée. Le souvenir de ce qui s'était passé ne resta pas au malade.

M. X... sortit bientôt de l'hospice et, gardant sa canule, il put reprendre ses occupations. Mais, quelques mois après, son cou augmenta de volume; les ganglions sous-maxillaires se tuméfièrent, et il revint mourir à la maison de santé.

L'autopsie fut faite, et l'on trouva un énorme papillome cancéreux qui avait envahi toute la cavité du larynx.

L'étude histologique n'a pas été faite. Mais l'état cachectique du malade, l'engorgement des ganglions sous-maxillaires, l'aspect de la tumeur, édifièrent complétement sur sa nature.

Plusieurs auteurs ont prétendu que les violences extérieures n'étaient pas étrangères aux causes du cancer. Dans le cas actuel, n'y aurait-il pas quelque chose de vrai?

OBSERVATION V.

Tirée de la thèse de M. Benjamin Trimbach, de Strasbourg, 1869. Thèse sur les différents modes opératoires applicables à l'extirpation des tumeurs laryngiennes.

M. X..., 39 ans, tempérament sanguin, constitution robuste, vient trouver, le 1er mai 1869, M. le professeur Michel, pour une affection qui lui avait ôté complétement l'usage de la parole.

Il raconte que depuis fort longtemps sa voix est voilée; que cependant il pouvait parler et respirer librement. Il n'y a guère que depuis deux mois qu'il est complétement aphone. En même temps il a des accès d'oppression et même d'étouffement, survenant souvent la nuit et mettant ses jours en danger.

Le malade, en effet, porte un visage très-congestionné, des yeux saillants; la respiration est bruyante, la voix est nulle; la toux cependant est forte. Il se plaint d'une douleur assez vive en avalant, siégeant du côté droit et au fond de la gorge. Cette douleur se réveille un peu à la palpation du cou, qui ne fournit, du reste, rien de particulier.

A l'examen laryngoscopique, plusieurs fois répété, on apercevait distinctement l'épiglotte relevée, les ligaments aryténo-épiglottiques très-rouges et tuméfiés, la glotte déviée à gauche par une tumeur rouge, lisse, parfaitement ronde, du volume d'une aveline, faisant relief sur le ligament aryténo - épiglottique droit. Cette tumeur est la cause probable de la direction, à gauche, de la glotte. L'espace inter-glottique est très-petit, d'où les difficultés de respirer.

La vue, la forme de la tumeur, la présence d'un ganglion lymphatique engorgé, voisin de la carotide primitive droite, font diagnostiquer à M. Michel une tumeur de nature épithéliale, et, se basant sur la possibilité dont le malade jouit de produire avec effort une toux sonore, et sur le peu de mobilité des cartilages aryténoïdes pendant la respiration, il admet que cette tumeur s'étend jusqu'aux cordes vocales inférieures sans les envahir, qu'elle n'est pas pédiculée, et que vraisemblablement elle s'étend en plaque sur la muqueuse des sinus du larynx.

Toutefois, comme le malade a eu des antécédents syphilitiques, M. le professeur Michel prescrit un traitement *ad hoc*, dont il n'espère pas un grand succès. On administre le sublimé à doses progressivement croissantes, depuis 1 jusqu'à 3 centigrammes, concurremment avec 20 centigrammes d'iodure de potassium.

Ce traitement fut suivi pendant six semaines au moins par le patient, sans amener le moindre changement; bien plus, son état semblait empirer.

Le lundi, 28 juin 1869, il est examiné de nouveau avec grand soin. Il se plaint des mêmes accidents; seulement au laryngoscope on constate que la tumeur a augmenté d'une manière sensible. A la partie droite antérieure du cou, le ganglion lymphatique est augmenté et fortement induré.

L'opération est faite le jeudi 1er juillet.

Détails de l'opération. — Le malade étant très-légèrement chloro-

formé, on commence la trachéotomie. Les veines sont très-dévelop
pées et se présentent souvent sous le scalpel; on en lie quelques-
unes, et on parvient heureusement à les écarter. La trachée est très-
dure, très-difficile à inciser. L'incision faite, on a une grande peine
à en écarter les bords, les cartilages étant très-peu élastiques; on
éprouve autant de difficulté que si le cricoïde lui-même avait été
incisé. Enfin la canule est introduite. Le malade respire librement;
il prend quelques instants de repos, puis la chloroformisation est
continuée et achevée par la canule.

On passe alors à la laryngotomie. La section des parties molles
est encore rendue longue et laborieuse par la présence de veines
volumineuses et gonflées. Devant le thyroïde on trouve trois veines
s'anastomosant en étoile. Après avoir lié successivement les trois
troncs de ce réseau à 5 ou 6 millimètres de leur confluence, on les
sectionne et on les écarte en partie. La ligne médiane du thyroïde
est reconnue; on en commence la section avec une scie fine; elle
est achevée avec le bistouri; des érignes mousses écartent les deux
moitiés. Le cricoïde est également divisé, et le larynx est découvert;
mais on a de la peine tout d'abord à s'y reconnaître. Quoique respirant surtout par la canule, le malade expire encore par la plaie
laryngienne de l'air qui sort avec un bruit particulier; plusieurs fois,
durant le reste de l'opération, il éteint ainsi des bougies approchées
de la plaie et destinées à éclairer l'intérieur du larynx. Il rejette en
même temps des mucosités et du sang liquide et coagulé, qui est
projeté au loin jusqu'au plafond de l'appartement et sur la figure
de l'opérateur et des aides. Tous ces accidents retardent et compli-
quent l'opération.

Enfin on nettoie la cavité laryngienne; les cordes vocales, l'entrée des ventricules, les replis aryténo-épiglottiques sont parfaitement distincts. Forme, aspect, situation de la tumeur, tout
est conforme à ce qu'on avait diagnostiqué à l'aide du laryngoscope.

La tumeur est enlevée. On en excise d'abord un morceau, gros
presque comme une noisette; le reste est enlevé par fragments; elle
s'étend en plaques en haut vers les replis aryténo-épiglottiques; la

corde vocale droite est presque entièrement mise à nu par la dissection du tissu pathologique.

On s'assure par un éclairage suffisant que tout a bien été enlevé, et on laisse néanmoins la plaie béante pour procéder ultérieurement à des cautérisations définitives.

Une petite éponge est placée dans la plaie laryngienne et destinée à la déterger; elle sera souvent renouvelée.

Une éponge légèrement imbibée d'eau tiède est placée sur l'orifice de la canule trachéale.

Examen anatomique de la tumeur. — Elle se compose d'un tissu lardacé, s'écrasant assez facilement au microscope.

Ce tissu se compose de cellules épithéliales pavimenteuses, à angles plus ou moins allongés, d'une grandeur moyenne de 1/40 de millimètre. Au milieu de ces cellules, on trouve des amas ronds de cellules (forme perlée).

Quelques portions de tissu prises sur les cartilages aryténoïdes ne renferment pas de ces cellules; elles se composent d'un mélange de fibres élastiques et de tissu connectif.

1er juillet au soir. Respiration libre par la canule; un peu de fièvre; pouls 84, respiration 38,2.

Potion morphinée : chlorhydrate 0,04, 130 eau glacée.

Le 2. Pas de sommeil la nuit; un peu d'agitation; température normale, même traitement.

Le 3. La plaie est considérablement tuméfiée, douloureuse, mais son aspect est très-satisfaisant : respiration facile, toux fréquente, amenant à l'orifice de la canule des mucosités épaisses, sanguinolentes et en grande quantité :

Laudanum... $\Big\{$ 4 grammes.
Huile d'olive. $\Big|$ 30 grammes.

Pour onctionner la plaie.

Le 4. Le gonflement des tissus a fait sortir la canule; on la replace.

Eau de Saidschutz, 2 verres.

Le cinquième jour a canule est enlevée; le malade respire par la plaie.

Pendant huit jours la respiration se fit presque en entier par la même voie. Toutefois, sous l'influence de la cicatrisation, la plaie extérieure se rétrécit et le malade put pendant quelques jours respirer et parler par la bouche. La voix resta voilée.

Quinze jours à peine s'étaient-ils écoulés, la plaie était réduite à une petite fistule. Dès lors le malade éprouva de nouveau de la difficulté dans la respiration. L'examen laryngoscopique fit voir que, bien que l'ouverture comprise entre les ligaments aryténoépiglottiques fût plus libre et que le jeu des cartilages aryténoïdes fût plus complet, cet examen, dis-je, fit voir que la tumeur se reproduisait en dedans, tandis que le palper de la région du cou faisait sentir à droite des ganglions multiples, grossissant et s'indurant.

Il était évident que le malade se retrouvait sous le coup d'une reproduction très-hâtive, supposée d'avance par M. Michel, après l'examen microscopique de la tumeur.

On dut donc songer à établir la canule extérieure.

M. Michel, à l'aide d'une éponge préparée, introduite dans la fistule, dilata suffisamment la plaie dans l'espace de vingt-quatre heures pour y replacer une canule de 7 à 8 millimètres de diamètre. Bien que ce calibre soit un peu faible, il suffit à la respiration actuelle du malade.

L'observation ne nous dit pas ce qu'est devenu le malade; mais nos renseignements nous ont appris qu'il était mort quelques mois après l'opération.

OBSERVATION VI.

Épithélioma primitif du larynx.

M. Ollier, chirurgien en chef de l'Hôtel-Dieu de Lyon, a eu dans son service, salle Saint-Paul, une femme âgée de 55 ans, atteinte d'une tumeur du larynx, remontant a un an environ.

A son entrée à l'hôpital, l'examen laryngoscopique ne fut pas même possible, vu l'imminence de l'asphyxie, qui décida M. Ollier à intervenir aussitôt. Il pratiqua alors la trachéotomie. L'opération la malade de vivre entraîna un soulagement immédiat et permit à quatre ou cinq jours.

A l'autopsie on trouva deux masses ulcérées siégeant sur les cordes vocales supérieures et se prolongeant dans les ventricules; l'une de ces masses était développée du côté droit. Les tumeurs présentaient à l'œil nu tous les caractères d'un épithélioma. Elles avaient chacune le volume de la moitié d'une noisette. La surface ulcérée avait un aspect papillaire; la coupe était granulée, offrant un tissu grisâtre avec des points opaques, d'où l'on faisait sourdre par la pression des grumeaux épithéliaux.

Il existait en outre quelques petits ganglions sous-maxillaires, et il n'y eut aucun doute sur la nature de la maladie.

OBSERVATION VII.

Cancer épithélial du larynx (Trachéotomie, mort. Curlings in Schmidt's Jarhrb. 1861). Observation traduite par mon ami M. le Dr Courbon.

Un homme, âgé de 62 ans, vient se faire traiter en octobre 1866, pour une maladie caractérisée par de la toux, de l'enrouement, de a dyspnée et de la difficulté dans la phonation, symptômes dont il se plaignait depuis neuf mois.

On ne constate pas trace de syphilis. Considérant le cas comme une laryngite chronique, on traite le malade par le mercure et les vésicatoires répétés, appliqués sur la poitrine. Plus tard et pendant longtemps, on administra la teinture d'iode à l'extérieur et l'iodure de potassium à l'intérieur. Enfin on lui mit au-dessous du cartilage thyroïde, un séton qui resta pourtant plusieurs semaines sans produire de bons effets.

Vers le milieu de décembre, la toux devint continuelle, la dyspnée augmenta, le malade présenta de la cyanose, perdit journellement ses forces; le sommeil l'abandonna presque complétement. Comme on avait lieu de craindre une mort prochaine par suffocation, on fit appeler Debenham en consultation. Il proposa la trachéotomie.

Curling la pratiqua le 19 décembre. Il fit une ouverture à la partie supérieure de la trachée et introduisit une canule d'argent.

Le résultat de l'opération fut manifestement favorable, la toux disparut, le malade reprit ses forces et, loin d'être obligé, comme avant l'opération, de garder constamment le lit, il était capable quatre mois après de faire des courses de plusieurs milles. Une valvule située dans la canule permettait d'inspirer par ce tuyau et d'expirer par le larynx, de telle sorte que la parole était conservée.

Mais le mal fit des progrès visibles dans le larynx, la valvule de la canule ne fut supportée que pendant quelques semaines, et au mois de mai suivant, elle ne pouvait être maintenue en place que pendant une demi-minute. Ce qui indiquait que le rétrécissement du larynx avait fait de grands progrès.

Cinq mois avant la mort, on apercevait sous la clavicule plusieurs ganglions tuméfiés. Le malade éprouvait des douleurs lancinantes et par intervalle de la dysphagie qui permit toutefois pendant toute la maladie l'introduction d'aliments liquides.

Le 24 décembre 1855, la malade mourut par simple épuisement, sans dyspnée particulière.

Curling eut l'occasion de recueillir les pièces anatomiques. Il observa ce qui suit.

L'orifice supérieur du larynx était réduit à une simple fente, qui permettait seulement le passage du manche d'un scalpel. Les glandes de la base de la langue étaient augmentées de volume et en partie ulcérées. La muqueuse de la base de l'épiglotte était fort injectée. Dans ce dernier point la couche épithéliale était épaisse et opaque. La cavité du larynx était remplie par une tumeur en forme de chou-fleur, de couleur rougeâtre et gris blanchâtre, de consistance molle et friable.

Entre le bord inférieur de la tumeur et la plaie produite par l'opération il n'y avait qu'une étroite bandelette de muqueuse passablement saine. Les bords internes de la plaie de l'opération étaient épaissis, la tumeur se prolongeait en partant du bord inférieur du cartilage cricoïde et se dirigeait en bas et en arrière contre la trachée et l'œsophage et s'ouvrait par une petite ulcération dans l'œsophage au niveau du troisième cartilage trachéal.

La tumeur paraissait avoir eu pour point de départ la partie supérieure et antérieure du larynx et s'être développée d'avant en arrière et de haut en bas.

En incisant profondément la production morbide, on pouvait sentir avec le doigt les cartilages du larynx rudes au toucher et ossifiés. La muqueuse de la partie inférieure du pharynx et de la partie inférieure de l'œsophage présentait un aspect gris blanchâtre, était épaissie, fendillée, couverte de petites taches arrondies, légèrement élevées, ressemblant à des gouttelettes de cire fondue.

L'opinion de Curling, que cette humeur était bien un cancer épithélial, fut pleinement confirmée par l'examen microscopique qu'en fit le Dr A. Clark.

On trouva les éléments histologiques suivants :

1º Granulations protéiques et graisseuses en quantité considérable ;

2º Tissu fibroïde en bandelettes et en aréoles ;

3º Noyaux libres, soit avec nucléoles et contenu granuleux, soit sphéroïde à double contour avec contenu liquide et granuleux ;

4º Cellules épithéliales de formes diverses quant aux parois et aux noyaux. Les cellules simples occupaient la surface de la néoplasie et se trouvaient disposées en couche, sans ordre déterminé. Ces couches n'étaient percées que çà et là d'orifices arrondis.

La partie profonde de la tumeur contenait des noyaux libres et des cellules plus composées.

Clark croit devoir ranger cette néoplasie dans la classe des cancers, parce qu'il y a trouvé une si grande quantité de cellules composées mélangées à des noyaux libres, que, dans la plupart d'entre elles, existait en un lieu une prolifération endogène, et que la néoplasie tout entière s'était développée aux dépens des tissus ambiants, soit par transformation, soit par dégénération.

D'après Clark, en outre, cette tumeur devait être classée parmi les cancers épithéliaux, attendu qu'elle provient manifestement de l'épithélium.

La néoplasie paraissait s'être développée directement par transformation du tissu envahi, et non par formation cellulaire libre dans un blastème exsudé, mode d'origine que Clark n'admet pour aucune espèce de tumeur cellulaire.

OBSERVATION VIII.

Tumeur cancéreuse du larynx (observation que je dois à l'obligeance de M. Moura Bourouillou).

D. L..., 47 ans, concierge, Belge, demeurant rue Charlot, était d'une forte constitution, sujette à de violents accès de colère.

Depuis trois ou quatre ans elle avait de violents maux de tête; jamais ni éruptions, ni boutons à la peau.

A l'âge de 20 ans, pendant sa deuxième grossesse, elle eut des crises et divers autres accidents nerveux; sa voix commença à s'altérer. Mais son enrouement était si léger que sa famille seulement s'en était aperçue.

Depuis trois ans surtout, sa voix disparaissait progressivement; elle était éteinte complétement depuis quinze ou dix-huit mois. Elle ne toussait nullement; dyspnée depuis trois ou quatre mois seulement; elle se fatiguait vite, ne pouvait monter les escaliers; depuis deux mois elle crachait quelquefois de petits morceaux durs comme de la corne, noirs et gros comme des lentilles; jamais de crachements de sang.

1er décembre 1868. Mal à la gorge depuis huit jours et toux par moments. Voix de chuchottement. Déglutition normale.

La pression sur le côté gauche du cou, au niveau de l'os hyoïde provoque une assez vive douleur en avant et en arrière du sterno-cléido-mastoïdien; cette douleur est plus prononcée dans l'espace qui sépare le bord postérieur de ce muscle et le bord antérieur du

trapèze. Elle se propage sous l'omoplate gauche, entre les deux
omoplates et en avant du cou, au-dessous du larynx. Il y a un an
cette douleur retentissait dans le mamelon du sein gauche ; mais
elle n'existe plus sur ce point. Déjà, en 1865, le linge seul passé sur
le côté gauche du cou déterminait un peu de sensibilité qui n'a fait
qu'augmenter.

La palpation fait constater un peu d'empâtement dans les points
douloureux du cou, mais surtout au-dessous et en arrière du sterno-
cléido-mastoïdien.

L'examen au laryngoscope montre une tumeur rouge, de la grosseur d'une moitié de noisette, lisse, immobile même pendant l'émission des voyelles, à base large et située à l'extrémité aryténoïdienne
du repli sus-glottique gauche.

La corde vocale et l'aryténoïde droit, seuls mobiles, s'appliquent
contre la tumeur pendant la phonation. Au-dessous de celle-ci on
aperçoit une pointe blanche également immobile et qui paraît être
l'apophyse antérieure de l'aryténoïde malade.

Madame L.... a suivi plusieurs traitements ; on lui a déjà fait
appliquer des sangsues au cou ; on lui a administré mercure et
iodure de potassium ; il y a un an, on lui a fait mettre sur le dos
un vésicatoire, enfin on lui a proposé d'extraire sa tumeur.

M. Moura Bourouillou prescrit un verre d'eau de Sedlitz le matin pendant trois jours chaque semaine, la douce-amère et la sapo-
naire, huit à dix sangsues tous les quinze jours qui suivront les
époques menstruelles, à la partie interne des cuisses. Il maintient
en même temps l'iodure de potassium à l'intérieur et les frictions
de pommade iodée.

Le 18. Il y a un peu moins d'étouffements. La tumeur laryngienne
est moins saillante ; la trachée est visible. Au-dessous de la tumeur
de la glotte on aperçoit des traces de végétations ou excroissances ;
la corde vocale droite est saine. L'iodure de potassium fatigue l'es-
tomac, on le supprime.

18 janvier 1869. La tumeur laryngienne est toujours très-rouge,
unie ; elle envahit tout le repli sus-glottique gauche. La face interne
de l'aryténoïde est rugueuse, polypoïde. — Même traitement.

3 mars. La dernière application de sangsues a fait cesser les maux de tête, mais la dyspnée augmente. La tuméfaction du repli sus-glottique gauche ferme l'orifice glottique, de manière à ne laisser qu'un étroit passage à l'air.

Le 10. La respiration se fait mieux ; la tumeur est moins rouge et moins saillante. La base de la langue est très-injectée.

Le 12 et le 24. On pratique deux scarifications sur le côté gauche de la base de la langue.

14 avril. La tumeur est réduite de près d'un tiers ; la malade respire mieux. — Emplâtre de thapsia au devant du cou et de la poitrine.

12 mai. La malade qui allait assez bien encore le 7, veut ce jour-là recevoir sa famille à l'occasion de sa fête, elle se fatigue et est prise d'accès de suffocation. A partir de ce moment la malade ne boit plus que de travers. — La tumeur est redevenue très-grosse.

M. Moura Bourouillou pratique une troisième scarification toujours du côté gauche. Bons résultats.

2 juin. La tumeur est bien réduite, mais est loin pourtant de prendre une marche rétrograde.

27 juillet. Il y a deux jours accès d'étouffement qui a duré dix minutes et après lequel la malade a, dit-elle, craché un morceau de peau comme si elle avait eu le croup ; la dyspnée a cessé ensuite. Depuis la dernière visite, la tumeur est à peu près dans la même situation.

11 novembre. La dyspnée est revenue et la tuméfaction est plus étendue. M. Moura Bourouillou fait l'examen du larynx à l'aide du soleil devant les élèves de M. Voillemier qui rejette toute opération, ce qui est aussi son avis.

Le 25. La malade ne peut ni travailler ni dormir ; le moindre travail, la moindre course l'oppresse ; elle s'arrête, s'assied ; elle tousse et ne crache pas, dit-elle ; elle sent des élancements dans le côté gauche du cou.

La respiration laryngienne est sifflante, le cornage se fait entendre à distance.

Le larynx est dévié ; la tuméfaction se prononce sur la paroi externe du vestibule.

On pratique une quatrième scarification, n'ayant pas d'autre moyen de soulager la malade dont la forte constitution contraste avec la grave maladie dont elle est atteinte.

Le 26. La nuit a été bonne ; la respiration se fait mieux. Le passage de l'air s'effectue à travers l'espace compris entre la tuméfaction et l'aryténoïde droit. La tuméfaction augmente sur la paroi externe du vestibule.

Cinquième scarification des deux côtés de la base de la langue.

22 décembre. Le larynx se dévie de plus en plus. La face laryngienne de l'épiglotte se tourne vers le côté droit du pharynx. L'aryténoïde gauche est rouge et gros. Les règles sont en retard de dix jours.

Sixième et dernière scarification.

La malade étant dans une situation des plus graves, et sachant que la trachéotomie seule peut lui permettre la respiration, réclame l'opération ou la mort. M. Moura Bourouillou la soumet alors à l'examen de M. le Dr Dolbeau, qui consent à pratiquer la trachéotomie le 10 février 1870, dans son service à l'hôpital Beaujon. Deux jours après, à la suite d'un refroidissement considérable de l'atmosphère, une bronchite intense se déclare : toux quinteuse ; expectoration abondante les jours suivants ; phlegmon de la gaîne du sterno-cléido-mastoïdien ; large incision de la gaîne qui donne issue à une suppuration diffuse.

24 mars. Tout danger ayant disparu, l'examen laryngoscopique fait constater une amélioration considérable de la tuméfaction du larynx. *Toute la moitié gauche* est immobile ; la région crico-aryténoïdienne est violacée, engorgée ; le repli sus-glottique ne forme plus une tumeur aussi étendue et laisse voir le vestibule et la glotte. La corde vocale gauche est immobile, grosse comme un tuyau de plume, ni rouge, ni violacée ; le repli sus-glottique, autrefois si déformé, est parallèle à la corde vocale, de grosseur proportionnelle, à peine rouge ; l'orifice du ventricule de Morgagni est très-visible entre la corde vocale et le repli.

Du côté droit, le larynx est normal et fonctionne imparfaitement cependant. *Une ouverture* triangulaire, petite, interaryténoïdienne, permet seule le passage de l'air. La moitié gauche de la région glottique empiète sur la moitié droite. L'épiglotte est saine comme aspect, toujours déviée, mais moins.

La malade a conservé sa canule depuis sa sortie de Beaujon (24 mars) jusqu'à sa mort, survenue subitement vers les premiers jours d'avril 1871, à l'hôpital Beaujon où elle était rentrée depuis une vingtaine de jours.

Dans le courant de l'année 1870, la tuméfaction laryngienne s'était reproduite peu à peu ; la déglutition également était devenue des plus pénibles, et l'engorgement du côté gauche du cou considérable, dur, avec douleurs lancinantes.

L'autopsie a été faite, et l'examen de la tumeur a prouvé sa nature cancéreuse.

OBSERVATION IX.

Tumeur cancéreuse du larynx (observation donnée par M. le Dr Moura Bourouillou).

Jean T..., 64 ans, militaire en retraite.

Constitution : Bonne en apparence; santé passable.

Antécédents : Chancres et gonorrhée; ni maladies aiguës ou graves, ni maux de gorge. Il prenait son petit verre d'eau-de-vie de temps en temps.

Dans les premiers mois de 1859, il s'est aperçu que la voix lui faisait défaut quand il travaillait quelque peu. Cela a duré jusqu'en février 1861, époque où l'aphonie complète est survenue.

A la suite de cautérisations réitérées dans la gorge, il avait retrouvé, il y a trois semaines, un peu de voix, et il pouvait se faire entendre en parlant.

Aujourd'hui, 18 octobre 1861, la voix est entièrement éteinte; en forçant un peu, il parvient à émettre quelques sons ; la pression latérale du larynx facilite un peu cette émission.

T..., tousse depuis quelque temps; il rejette des crachats grisâtres. Il n'a jamais craché de sang.

Depuis environ quatre mois il ne monte plus l'escalier facilement. Il est gêné pour respirer. On entend, en effet, à distance, son inspiration laryngée, qui est bruyante, très-gênée ; son expiration est soufflante, plus calme, quoique gênée aussi.

Le cartilage thyroïde est large, à angle peu saillant.

Je ne constate pas de crépitation thyro-cricoïdienne.

La pression entre le cartilage thyroïde et l'os hyoïde est un peu sensible, mais elle ne détermine ni douleur vive, ni toux.

Auscultation laryngienne. — L'entrée et la sortie de l'air sont accompagnées d'une foule de bruits, de râles ronflants, rudes; plaintifs ; ces bruits sont plus exagérés, de timbres plus variés du côté gauche. Les vibrations des cordes vocales sont plus étouffées du côté droit.

Auscultation pulmonaire. — Elle fait découvrir de nombreux râles humides et sibilants, plus prononcés à droite.

Laryngoscopie. — L'épiglotte est large, épanouie, mince ; sa face laryngienne est injectée.

Les replis sus-glottiques laissent entre eux une ouverture étroite, linéaire, d'environ 2 millimètres de largeur pendant l'inspiration. Ils sont rouges, tuméfiés, terminés en arrière par deux renflements du volume de deux petites noisettes. Ces deux renflements circonscrivent entre eux et le bord du repli interaryténoïdien un intervalle en forme de T renversé très-étroit, à travers lequel s'effectue le passage de l'air. Cette espèce de glotte interaryténoïdienne s'agrandit un peu pendant l'inspiration et permet l'entrée des rayons réfléchis ; on aperçoit alors profondément une ligne blanche ou les cordes vocales.

Pendant l'émission des voyelles, les deux sommets aryténoïdiens vont l'un vers l'autre ; mais leur rapprochement est très-incomplet.

T... a été soumis à bien des traitements, notamment aux mercuriaux et aux iodés.

M. Moura Bourouillou pratique sur la base de la langue deux scarifications qui donnent un sang très-noir.

22 et 26 septembre. Il renouvelle les scarifications.

Le 25 seulement, le dégorgement a été suivi d'une amélioration persistante. Le malade a pu respirer et parler sans trop de gêne.

28 octobre. Quatrième scarification.

Les 30 et le 31. Respiration libre; la gêne a cessé.

2 novembre. La difficulté pour respirer a reparu hier dans l'après-midi. T... étouffe et ne peut cracher. L'intervalle qui sépare les replis sus-glottiques du repli interaryténoïdien est un peu plus élargi; le T renversé qu'il forme est plus grand.

Cinquième scarification.

Le 6, 12 et 16. Sixième, septième, huitième et dernière scarification.

T... a retrouvé momentanément l'amélioration première. Ne pouvant employer les scarifications linguales d'une manière indéfinie, elles ne sont plus renouvelées; le soulagement passager qu'elles procurent au malade ne suffit pas pour les continuer.

Le 19. Cathétérisme du larynx à l'aide d'une grosse sonde d'étain recourbée et sel de Boutigny au devant du larynx.

15 décembre. Le cathétérisme est renouvelé tous les trois ou quatre jours. Le malade s'en trouve bien. Il peut monter maintenant son quatrième étage avec un sceau d'eau sans s'arrêter, tandis que le 19 octobre il était obligé de s'arrêter cinq ou six fois pour y arriver.

On n'entend plus de bruits laryngiens du côté gauche pendant l'expiration; mais le stéthoscope les fait retrouver du côté droit. Toutefois le passage de l'air est bien plus facile.

Le 25. T..., très content de son état, se croit guéri et veut aller dans sa famille, à Strasbourg, malgré les observations de M. Moura Bourouillou.

3 mai 1862. T..., est revenu à Paris vers le 15 avril.

A Strasbourg son mal n'a fait qu'empirer. Il n'a ni forces, ni *jambes*. Il est pâle, affaibli. On entend de loin le cornage de son larynx.

Le laryngoscope apprend que le passage de l'air peut à peine s'effectuer par le T renversé.

Sur le côté droit du cou, M. Moura Bourouillou constate, au milieu d'un empâtement des tissus, deux ganglions gros comme des olives. Ils sont situés au niveau du cartilage thyroïde, l'un en avant, l'autre en arrière du sterno-cléido-mastoïdien. La pression ne provoque pas de douleur.

Le cathéterisme fait détacher des débris muriformes de la région sous-glottique du larynx. T... crache en même temps un peu de sang et respire mieux ; il n'étouffe plus autant, dit-il.

Le 6. Après le cathétérisme, examen du larynx. L'intervalle qui sépare les replis sus-glottiques est un peu large. A travers le petit espace interaryténoïdien, on aperçoit une partie de la tumeur que cachent les replis hypertrophiés ; elle est blanchâtre, muriforme. l'aide de pinces recourbées, M. Moura extrait quelques excroissances formées d'épithélium et de muqueuse dégénérée. Le malade en crache ensuite des débris mêlés de sang ; il manifeste son contentement. Il y a cent pour cent de différence, dit-il, entre sa respiration depuis samedi 3 mai et celle des jours précédents. Sa physionomie a repris bon aspect, et il peut monter de nouveau son escalier sans s'arrêter.

Malheureusement cette amélioration ne trompe que le malade.

Dès le 10 mai, T... revient. Il est retombé aussi malade qu'il y a quelque temps. Il souffre à droite et à gauche du cou. M. Moura pratique encore le cathétérisme pour satisfaire le malade. Quelques temps après il apprend qu'entré à Saint-Louis, il n'avait pas tardé à succomber, le 7 juillet.

L'autopsie n'a pas été faite, la veuve s'y étant opposée.

OBSERVATION X.

Épithélioma du larynx (observation recueillie dans le service de
M. Isambert. Hôpital Saint-Antoine).

L..., du Calvados, 58 ans, contre-maître dans une scierie, au commencement de janvier 1871, sentit tout à coup sa voix s'affaiblir ; il ne pouvait plus parler qu'avec difficulté et d'un ton rauque.

Il attribua ce changement à un rhume, et ne s'en inquiéta pas

davantage. Pourtant, dit-il, il était surpris de ne pouvoir plus travailler comme auparavant et d'être fatigué aussitôt qu'il voulait
monter des escaliers.

A la fin de février, à l'enrouement et à la difficulté dans la respiration, se joignent un peu de gêne dans la déglutition. *Au mois
d'avril* il sentit son cou grossir et vit apparaître deux ganglions sous-
maxillaires qui commencèrent à l'inquiéter.

Il songeait alors sérieusement à se faire traiter, lorsqu'après les
affaires de la Commune, il fut fait prisonnier par l'armée de Ver-
sailles et envoyé sur les pontons. Le régime, consistant surtout en
viande salée, et le froid ne contribuèrent pas peu, dit-il, à aggraver
son état.

Mis en liberté, il revint à Paris et fut pris au commencement de
novembre d'accès de suffocation, qui l'amenèrent à l'hôpital de la
Charité, salle Saint-Jean, service de M. Isambert.

Examiné au laryngoscope, il présente, au sommet de l'épiglotte,
un point saillant ulcéré, ayant l'aspect de l'ouverture d'un furoncle
qui suppure.

On pense d'abord à des accidents syphilitiques. Il avait eu autrefois deux chancres et un bubon ; mais il affirmait que cela n'était
pas syphilitique. Il attribuait plutôt son mal au froid et aux abus de
la parole ; avant d'être surveillant dans la scierie, il avait été chef
d'équipe, et se mettait facilement en colère.

On le soumet à un traitement à l'iodure de potassium ; résultat
nul ; les cautérisations à l'acide chromique seules lui procurent du
soulagement.

Au commencement de janvier, M. Isambert, quittant l'hospice de
la Charité, le malade demande à le suivre à l'hôpital Saint-Antoine.

C'est là que nous le trouvons encore aujourd'hui 24 février 1872.

M. Isambert nous le montre de nouveau au laryngoscope ; sa tumeur n'est plus ulcérée, mais elle a augmenté considérablement de
volume et occupe toute la base de l'épiglotte. De plus, les ganglions
sous-maxillaires sont fortement engorgés, et l'aspect général du malade annonce une atteinte profonde dans l'organisme. Pourtant il
a été plus mal, et, grâce aux cautérisations à l'acide chromique, la

tumeur reste stationnaire, et même, depuis quelques jours, a diminué de volume. Le malade dit qu'il respire beaucoup mieux. La tumeur est limitée à l'épiglotte. Nous demandons à M. Isambert si l'on ne pourrait pas être complétement édifié sur sa nature. Avec des pinces recourbées il en enlève un morceau.

L'examen de M. le professeur Robin confirme le diagnostic que M. Isambert a déjà porté depuis longtemps. C'est un épithélioma.

OBSERVATION XI.

Cancer du larynx (Dr Hawkesley, p. 88), (in Schmidt's Jarhb. 99 vol. 1858. Traduction.)

Femme de 51 ans, chez laquelle on avait diagnostiqué la maladie par la présence de cellules cancéreuses dans l'expectoration.

On ne put ouvrir à l'autopsie que la cavité laryngienne. On constata qu'elle était remplie par une tumeur de la grosseur d'une aveline, qui siégeait sur le côté droit, entre la corde vocale et le bord supérieur du ventricule. Elle était intimement soudée au pharynx et à tous les tissus environnants. Sur la partie inférieure de l'épiglotte et s'étendant jusqu'aux cordes vocales, se trouvait une ulcération elliptique.

Plus loin, la tumeur faisait corps avec la corne droite du cartilage thyroïde et avec le cartilage cricoïde qui avaient au moins doublé de volume.

L'examen microscopique fit reconnaître un cancer médullaire, dur, avec des points tuberculeux. Les cartilages sus-mentionnés étaient ossifiés.

OBSERVATION XII.

Cancer médullaire du larynx traité par le Dr Tortual en 1827, cas rapporté par Wuther, de Munster (in Schmidt's Jarhrb., 1836, vol. IX, p. 178.)

Un ecclésiastique de 60 ans se plaignait d'une certaine gêne dans le larynx. En même temps se déclarèrent de l'enrouement et de la

toux qui était sensible, surtout lorsqu'il parlait. Les boissons alcoo-
liques auxquelles le malade s'adonnait causaient une sensation de
brûlure au niveau du larynx.

En novembre 1826, la respiration était encore assez facile. Vers
le soir, il y avait un léger accès de fièvre. De plus le malade avait
sensiblement diminué d'embonpoint. On le traita par l'extrait de
jusquiame, le soufre doré et des vésicatoires au niveau du larynx.
Le malade ne suivit pas ce régime.

En 1827, Tortual entreprit le traitement du malade, mais inutile-
ment. Huit jours avant sa mort, l'enrouement devint plus violent et
ne le quitta plus. De plus, au niveau de la région tuméfiée de la corne
gauche du cartilage thyroïde, le malade ressentit un espèce de pico-
tement et en même temps la déglutition présenta la sensation d'un
os qui se serait arrêté dans le canal alimentaire. Ces sensations
étaient parfois insupportables et ne diminuaient que lorsque le
malade avait rejeté par la toux un peu de pus.

Quinze jours avant la mort la toux était devenue spasmodique, et il y
avait parfois menace d'asphyxie. Généralement l'expectoration était
sèche; de temps en temps elle était muqueuse. La nuit, dans le
décubitus dorsal, la toux redoublait d'intensité. Bientôt aussi à la
gêne de la déglutition se joignirent des picotements dans le pharynx; les aliments solides ne purent plus passer et les derniers
jours le malade ne put plus avaler que des liquides.

La mort arriva dans un accès de toux.

A l'*autopsie*, on trouva à l'intérieur du larynx, entre la grande
corne gauche du cartilage thyroïde et l'épiglotte, au-dessous du
ligament hyo-épiglottique, un sarcome médullaire de la grosseur
d'une noix; à travers le ligament ary-épiglottique, la tumeur, de
consistance cerébelleuse, communiquait avec l'épiglotte. En ce point
l'épiglotte était comprimée, la corne du cartilage thyroïde déprimée
et la muqueuse du larynx suppurée. La corde vocale correspon-
dante, ainsi qu'une partie du ventricule de Morgagni, étaient
envahie.

OBSERVATION XIII.

Cancer papillaire du larynx (Stœrk-Jottenkrets des larynx. Kleinere
Mittheilungen. Fall von Zottenkebs des larynx von Dr. Th. Stark, ex
Arch. der Heilkunde, 4. 1863. Traduite par mon ami M. le Dr Courbon.)

Au mois de février 1863, Frédéric Fritchmuth de W...., âgé de
69 ans, autrefois prédicateur, puis recteur d'une école, entre dans
cet hôpital (à Iéna).

A l'exception de la rougeole et de la scarlatine qu'il eut étant
enfant et d'une pneumonie dont il fut atteint dans sa 55e année, il
jouit presque toujours d'une bonne santé. Son père et un de ses
frères paraissent avoir succombé à la phthisie. Il avait eu lui-même,
dans sa 62e année, un léger crachement de sang, de courte durée,
qui se répéta dans sa 63e et 64e année. Mais, malgré cela, il s'était
bien porté, n'avait eu ni sueurs nocturnes, ni diarrhée.

En automne 1859, après un violent refroidissement, il fut atteint
d'un enrouement subit qui persista avec une assez grande intensité
jusqu'au mois d'août 1862, malgré l'emploi de médicaments internes
les plus divers et malgré l'application de vésicatoires et de linges
mouillés autour du cou. A cette époque, nouveau refroidissement,
et alors l'enrouement augmente subitement et arrive peu à peu
jusqu'à l'aphonie.

En même temps que l'aphonie, apparaît la dyspnée, surtout dans
l'inspiration. Le malade éprouve des accès de suffocation, surtout
lorsqu'il monte un escalier. Du reste, cette dyspnée est la même
dans toutes les positions.

Jusque-là pas de douleur dans le larynx, ni en parlant, ni en
mangeant. De la toux et de l'expectoration muqueuse et visqueuse
sans trace de sang.

Enfin depuis novembre 1862, perte d'appétit, amaigrissement
perte de forces. Le sommeil, qui autrefois était irréprochable, devient
très-agité en février 1863, à cause de l'augmentation de la dyspnée.

Le 17 février 1863, au moment de son entrée à l'hôpital, l'examen
objectif du malade a fourni les résultats suivants :

Il est amaigri d'une manière notable; son visage est étiré, pâle, gris de cendre. Il est aphone, la toux est sans retentissement; l'expiration et l'inspiration sont accompagnées d'un bruit sonore, d'une espèce de cornage.

Le larynx n'offre rien d'anormal dans sa forme; il est indolore à la pression exercée sur les côtés et la partie antérieure; mais le cartilage thyroïde est ossifié, et la dyspnée est augmentée par les pressions latérales.

L'examen des organes thoraciques ne donne rien d'essentiellement anormal et ne fournit aucune explication sur la cause de l'enrouement. On ne trouve là que les signes d'un obstacle à l'accès libre de l'air. La respiration exige beaucoup d'efforts, mettant à contribution tous les muscles auxiliaires. Dans les parties supérieures du poumon on ne peut entendre le murmure vésiculaire; dans les parties inférieures on l'entend, mais à un faible degré. Ce murmure est couvert par le bruit qui se propage du larynx dans toute la poitrine.

L'*examen laryngoscopique*, pratiqué en même temps, fournit bientôt l'explication sur la cause de tous ces symptômes. La muqueuse de la portion visible du larynx est fortement tuméfiée et d'un rouge intense. L'épiglotte se relève très bien quand le malade prononce la lettre E, de telle sorte qu'on aperçoit très-bien l'entrée du larynx.

Le cartilage aryténoïde droit exécute parfaitement son mouvement de va-et vient. Celui de gauche l'exécute à peine. Les deux cordes vocales supérieures sont fortement tuméfiées, renflées en bourrelet et rouges. Celle de gauche forme, vers son tiers moyen, une courbure regardant à gauche.

Du ventricule gauche part une tumeur ayant environ le volume d'une noisette de Lombardie, qui remplit complétement l'espace compris entre les deux cordes vocales supérieures, couvre les deux cordes vocales inférieures et obstrue presque complétement la glotte dans ses deux tiers antérieurs, de sorte que la partie postérieure de la glotte reste seule perméable à l'air. Cet espace n'est pas plus grand qu'un gros tuyau de plume d'oie.

La tumeur elle-même est inégale, bosselée, mûriforme, d'un gris blanchâtre et tranchant par cela même très-visiblement sur la coloration rouge de la muqueuse de l'entrée du larynx ; elle n'est pas mobile pendant les mouvements respiratoires et paraît adhérer par une large base.

Quant à la corde vocale inférieure droite, le tiers postérieur seul est visible ; elle est colorée en rouge et a un bord rectiligne.

De la corde vocale inférieure gauche on ne peut apercevoir qu'une portion encore plus petite, et son bord présente des sinuosités irrégulières. Au-dessous de la portion postérieure de cette corde vocale inférieure gauche, on aperçoit aussi à chaque inspiration un pli blanchâtre, inégal, qui semble partir de sa face inférieure, adhère à la tumeur et amoindrit encore la portion de la glotte laissée libre par la production morbide située au-dessus des cordes vocales inférieures.

Les symptômes très-prononcés de sténose du larynx, la dyspnée considérable, l'aphonie étaient certainement expliqués par le volume du néoplasme et par la tuméfaction de la muqueuse de l'entrée du larynx.

Il s'agissait maintenant de savoir de quelle espèce était cette tumeur. Etait-elle de bonne ou de mauvaise nature ?

L'âge du patient, le volume et la forme de la tumeur, l'amaigrissement qui avait fait de rapides progrès dans ces derniers temps et auquel on ne pouvait en attribuer d'autres, tout portait à croire cette tumeur de mauvaise nature. Il ne manquait que la tuméfaction d'un ou de plusieurs ganglions cervicaux, qu'on observe en pareils cas.

On devait demander le diagnostic certain à l'examen microscopique de quelques fragments de la tumeur.

Qu'elle fût de bonne ou de mauvaise nature, il n'en était pas moins indiqué de délivrer le malade de son état d'angoisse ou du moins d'améliorer cet état. Ce résultat pouvait être obtenu, d'une part, par la trachéotomie, d'autre part, par l'ablation complète ou du moins par la diminution de la tumeur.

Comme le malade lui-même, bien que prévoyant l'issue incertaine, désirait ardemment l'opération ; comme l'état de ses forces

était encore satisfaisant et qu'en outre les signes d'occlusion du
arynx n'étaient pas encore tellement imminents qu'il fût indiqué
de porter un secours immédiat, on essaya d'abord d'enlever la
tumeur par la bouche, et l'on repoussa la trachéotomie comme
moyen extrême jusqu'à ce que, une augmentation de la sténose et
l'imminence d'une issue fatale produite par celle-ci, exigeassent
l'emploi de ce moyen. Mais sans doute il était nécessaire d'obtenir
l'amoindrissement ou l'ablation de la tumeur aussi rapidement
que possible. C'est pourquoi le malade fut examiné deux fois par
jour et comme lui-même se prêtait facilement à l'examen, et que la
disposition de son arrière-bouche était favorable, on put immédiatement essayer d'introduire une pince courbe à polypes.

On réussit assez facilement à pénétrer avec cette pince jusqu'à
l'épiglotte; mais, dès que l'on toucha celle-ci, il se produisit un tel
accès de toux, qu'on fut obligé de la retirer de suite. Mais, avec un
peu de patience, l'épiglotte prit l'habitude de se relever plus fortement, et par des essais persévérants on parvint à la contourner et
à pénétrer dans le larynx jusqu'à la tumeur, de telle sorte que le
24 février, c'est-à-dire sept jours après la première tentative, on
arriva à la saisir avec la pince et à déchirer à intervalles rapprochés
deux morceaux ayant environ le volume d'une tête d'épingle. Il en
résulta une hémorrhagie médiocre, dont on eut bientôt raison par
des gargarismes à l'eau froide. Le malade sentit que quelque chose
avait été saisi dans son larynx, mais il n'éprouva aucune douleur.
La sensation éprouvée au moment où on saisissait la tumeur était
celle d'une masse molle ; on croyait saisir quelque chose réduit en
bouillie. Aussi l'enlèvement se faisait-il sans aucune force ; la
substance de cette production morbide adhérait presque d'elle-même
aux branches de la pince.

Comme, deux fois par jour, l'on essaya d'en enlever une partie,
le 3 mars l'on en avait déjà extrait neuf autres morceaux d'un
volume à peu près égal à une lentille. Chaque fois il y avait eu une
hémorrhagie assez abondante, qu'on arrêtait par des gargarismes
d'eau froide.

L'examen microscopique appliqué aux morceaux enlevés confirma l'idée de carcinome que rendait déjà très-vraisemblable le volume et la forme de la tumeur, ainsi que sa consistance molle.

On trouva notamment un grand nombre de cellules épithéliales, et en outre beaucoup de grandes cellules affectant les formes les plus diverses, rondes, ovales, allongées, pourvues de prolongements et de ramifications, et présentant de gros noyaux, enfin beaucoup de cellules qui n'appartiennent en général qu'au carcinome.

La nature de la tumeur étant ainsi sûrement établie, le pronostic n'en était pas moins grave.

Bien que la tumeur, comme le montra le laryngoscope, fût visiblement diminuée et que par cela même une portion plus considérable de la glotte permît le passage de l'air, la débilité du malade augmenta de jour en jour, la voix devint de plus en plus faible, la dyspnée s'exagéra et devint très-pénible pendant la nuit, à tel point que le malade reposait à peine quelques heures. Le 4 mars arriva enfin un collapsus subit. Le visage se déprima, le nez s'allongea, la suffocation devint imminente. La trachéotomie fut proposée et repoussée. Le malade succomba le 6 mars.

L'autopsie faite le lendemain, 7 mars, expliqua le collapsus subit et la vraie cause de la mort.

On trouva le lobe inférieur du poumon droit en état d'hépatisation rouge, le lobe inférieur du poumon gauche en état d'hépatisation grise purulente.

Après avoir enlevé le larynx, on trouva au voisinage de la carotide droite un ganglion lymphatique, tuméfié, ramolli dans son centre. L'épiglotte était amincie, en forme de feuille. L'entrée du larynx était libre. La cavité, au contraire, était presque complétement remplie par une tumeur qui avait pris naissance au côté gauche, de telle sorte que la partie la plus postérieure de la glotte restait seule perméable.

Le larynx ouvert, la muqueuse du ventricule droit, celle de la corde inférieure droite et celle du voisinage du néoplasme parurent colorées en gris.

La tumeur présentait une longueur de 2 centimètres et demi, une largeur de 2 centimètres un quart et une épaisseur de 1 centimètre et demi. Elle était constituée par une masse ayant l'apparence de choux-fleurs, bosselée, lobulée. La surface de section présentait un tissu mélanotique par places, consistant en totalité en tractus fibreux, blancs, jaunâtres, rouges-chair par places et transparents. La tumeur s'étendait de la commissure antérieure des deux cordes vocales supérieures, jusqu'à presque le milieu de la face postérieure du cartilage cricoïde et jusqu'à 1 centimètre de son bord inférieur.

La base de la tumeur avait son siége principal dans le ventricule gauche. La corde vocale supérieure gauche était presque complétement conservée et passait par-dessus le bord supérieur de la production morbide. Cependant sa partie la plus postérieure et toute la corde vocale inférieure du même côté était envahie par le néoplasme. Une incision passant par le milieu de la tumeur conduisait sur un point bleuâtre, dénudé de la portion antérieure et latérale du cartilage cricoïde, qui, en dehors, correspondait à une portion décolorée du muscle crico-thyroïdien; sur la muqueuse de la corde vocale inférieure droite on trouvait quelques nodosités du volume d'une tête d'épingle et de couleur grise.

L'examen microscopique, fait sur des fragments pris à la surface de la tumeur qui regardait l'intérieur du larynx, fit reconnaître des amas de végétations villeuses qui étaient remplies de cellules trèsdiverses en forme et en volume. Il y avait des cellules à noyaux et à nucléoles. Entre les fibres du stroma se trouvaient, notamment au centre du néoplasme, des rangées de cellules sous formes de granulations, de cellules mères ou de cellules concentriques.

Le résultat de l'examen à l'œil nu (forme en choux-fleurs, bosselées, lobulées), aussi bien que l'examen microscopique (la disposition du tissu conjonctif, la forme et le volume des cellules ainsi que leur rapport avec le stroma) ne laissèrent aucun doute sur la nature du néoplasme et le firent reconnaître avec certitude pour un cancer villeux.

OBSERVATION XIV.

Tumeur sarcomateuse du larynx (1).

C'est une jeune fille de 21 ans, qui déclare que son affection provient d'un rhume datant de deux ans. La cavité du larynx vue au laryngoscope est remplie au-dessous des cordes vocales inférieures par une production s'élevant d'avant en arrière, jaune blanchâtre, irrégulièrement rosée, rugueuse, avec des mamelons glanduleux; la glotte pendant l'expiration donnerait à peine passage à un tuyau de plume. Pendant l'inspiration elle est élargie plutôt par l'éloignement des cartilages aryténoïdes que par la rétraction des cordes vocales. La malade est robuste et de constitution très saine; la production morbide présente une masse qui est confondue avec la muqueuse, liée intimement aux cordes vocales inférieures et empêchant les mouvements de leur bord.

Menacée d'asphyxie, opérée le 25 mai 1867, après division du cartilage thyroïde avec trachéotomie. L'examen histologique fait par le Dr Laugt, prouve que la tumeur enlevée était un sarcome. La guérison de la plaie du larynx s'effectua sans aucune difficulté par la réunion rapide des deux bords.

La canule fut ôtée au bout de la sixième semaine; quand la malade quitta l'hôpital, une végétation de la grosseur d'un pois malgré les cautérisations, s'élevait sur la trachée-artère; mais la voix était sonore, la respiration libre.

Elle revint le 4 février 1868, la tumeur du larynx était revenue. On pratiqua de nouveau la division du larynx dans la cicatrice de la première opération. La tumeur une seconde fois fut enlevée avec des ciseaux, et le 7 juin, elle sortait respirant librement et ayant recouvré la voix qu'elle avait perdue.

Qu'est devenue la malade depuis? L'observation ne le dit pas; mais elle est curieuse à cause du résultat fort remarquable de la laryngotomie, surtout si l'on songe que le cartilage thyroïde était sectionné pour la seconde fois.

(1) Thèse de M. Planchon, observation XVI.

OBSERVATION XV.

Cancer du larynx par Decori, ex-interne des hôpitaux (Bulletion de a
Société anatomique de Paris. 1862).

Le 12 février 1862, est entré dans le service de M. Mesnet, à
l'hôpital Saint-Antoine, salle Saint-Joseph, n° 24, le nommé
Legrand (Jean), âgé de 60 ans, menuisier.

Cet homme a toujours été d'une bonne santé jusqu'en 1859. Il
dit avoir eu une ulcération à la verge à l'âge de 16 ans, que l'on
aurait cru être un chancre. Mais le défaut de renseignements précis
et l'absence d'accidents syphilitiques ultérieurs, quoiqu'il n'ait fait
aucun traitement, laissent des doutes sur l'existence d'une affection
spécifique.

C'est seulement en 1859, vers le mois d'avril, qu'à la suite de con-
trariétés très-vives, la voix du malade est devenue enrouée, puis
rauque et enfin s'est presque complétement éteinte.

En janvier 1860, il a commencé à souffrir au niveau de la région
laryngée. En même temps le cou a grossi; une tuméfaction considérable a envahi les tissus ambiants. Les ganglions sous-maxillaires sont devenus volumineux et très-douloureux.

Cet état persista longtemps et ne s'améliora que très-tard sous
l'influence de cataplasmes très-souvent renouvelés.

En 1861, de nouveaux phénomènes se déclarèrent. Le malade
éprouva d'abord une gêne considérable dans la respiration. Bientôt
il survint de la dyspnée, puis enfin des accès de suffocation.

Cet homme entra à l'hôpital Saint-Antoine, dans le service de
M. le Dr Lasègue.

L'examen laryngoscopique fait par M. Fritz et Brouardel, montre
les cordes vocales inférieures, blanches, volumineuses, presque en
contact, l'épiglotte très-vascularisée.

La dyspnée va en augmentant et M. Jarjavay fait la trachéotomie.

L'opération eut un résultat très-heureux. En effet, le cou dimi-
nua de volume, les phénomènes inflammatoires se calmèrent et le

malade put sortir en janvier 1862, portant une canule qui lui était absolument nécessaire pour respirer.

En novembre, M. Brouardel et M. Moura Bourouillou examinèrent de nouveau le larynx avec le laryngoscope. Par la bouche on trouve la cavité laryngée presque complétement fermée; il est impossible de voir les cordes vocales. L'épiglotte abattue sur la glotte arrive presque au contact des arythénoïdes. Par la plaie on constate que le larynx est occupé par une multitude de végétations très-rouges, arrivant au contact les unes des autres. Elles sont pédiculées et quelques-unes se montrent à l'orifice supérieur de la plaie.

Le 12 février de la même année il revint dans le service de M. Mesnet.

Voici quel était alors son état : amaigrissement considérable du corps, pâleur de la peau et des muqueuses, teinte jaunâtre subictérique annonçant une cachexie profonde. Sur les jambes il existe un peu d'eczéma. Le cou est énormément augmenté à sa partie antérieure et latérale, présentant çà et là des plaques violacées.

Tous les tissus sous-jacents donnent une sensation de dureté et d'empâtement considérable; ils sont d'ailleurs le siége d'une vive sensibilité.

Sous la mâchoire des deux côtés existent des ganglions nombreux, très-tuméfiés et très-douloureux.

En avant et sur la ligne médiane est l'ouverture trachéale avec la canule par laquelle le malade respire; si l'on touche la plaie après avoir retiré la canule, le malade est aussitôt pris d'une dyspnée avec menace de suffocation. Les voies respiratoires supérieures sont donc complétement obstruées.

Le malade ne peut pas parler; sa voix est complétement éteinte.

Les fonctions digestives sont profondément altérées; la déglutition est presque entièrement impossible. Les aliments solides ne peuvent être ingérés. Cet homme ne prend que des bouillons et des potages très-légers. On lui prescrit de l'iodure de potassium à hautes doses pendant longtemps sans amélioration appréciable.

Cet état se prolonge plusieurs mois sans phénomènes nouveaux.

Quelques fpetits abcès très-superficiels s'ouvrent spontanément. Dans les premiers jours de juin, le malade accuse des douleurs très-vives dans l'articulation du poignet gauche qui est le siége d'une rougeur intense et d'un peu de gonflement. Des douleurs vagues se déclarent aussi dans le genou correspondant. Bientôt survint une bronchite aiguë qui enlève le malade le 6 juillet 1862.

A l'autopsie, on constate que le cadavre est dans un état de maigreur extrême. Dans la cavité abdominale tous les organes sont sains. Le foie, la rate, le pancréas et les intestins sont intacts.

Dans la cavité thoracique, on constate que le cœur n'offre rien d'anormal; les poumons présentent un peu de congestion avec quelques noyaux de pneumonie hypostatique.

Le larynx enlevé et fendu longitudinalement permet de voir qu'il est complétement envahi par une tumeur de nature cancéreuse. Les cartilages aryténoïdes sont détruits; le cartilage thyroïde est entière-ment désorganisé sauf quelques plaques cartilagineuses; les portions qui restent sont fortement ossifiées.

L'épiglotte est entamée, du côté gauche surtout.

Le cancer s'étend en bas jusqu'au niveau de la plaie qui commence immédiatement sous le cartilage cricoïde; en avant il occupe tout le lobe gauche du corps thyroïde. Le lobe droit est sain.

Les nerfs laryngés ne peuvent être poursuivis au delà du cancer.

A la surface interne du larynx il est complétement impossible de retrouver les cordes vocales; tout est détruit ou envahi par la matière cancéreuse, qui présente l'apparence de la forme dite ulcéreuse végétante. On constate en effet des ulcérations nombreuses très-étendues, couvertes de végétations multiples, légèrement pédi-culées, pressées les unes contre les autres, et faisant saillie dans la cavité du larynx qui se trouvait ainsi complétement fermée.

Ces végétations offraient une vascularisation très-développée, appréciable à la vue.

L'examen microscopique fait par mon excellent ami Brouardel, interne à l'hôpital Saint-Antoine, a permis de reconnaître les éléments du cancer.

Sur les parties latérales du larynx entre les couches musculaires, se trouvent des fusées purulentes qui ont envahi également le côté gauche de la trachée.

Enfin des ganglions multiples dégénérés, entièrement cancéreux, sont échelonnés le long du conduit aérien.

En haut ce cancer n'atteint pas l'hyoïde. La base de la langue est complétement saine.

OBSERVATION XVI.

Cancer épithélial du larynx chez un enfant de 1 ans, par M. le Dr Dufour
(Bulletins de la Société anatomique, année 1865, p. 53).

Madame X... est accouchée le 8 janvier 1864.

L'accouchement et la vaccination ne présentèrent rien de bien remarquable et mon attention ne fut pas attirée du côté du larynx de l'enfant.

8 septembre 1864. L'enfant en respirant produisait un sifflement tel que depuis trois jours le père me dit qu'il était impossible de dormir dans la chambre qu'elle occupait. Ces accès de sifflement et de suffocation dont je fus alors témoin duraient 8 ou 10 heures. Ils s'aggravaient par la moindre excitation ; toutefois je pus constater qu'elle prenait le sein et ne le quittait pas, ainsi que son oppression aurait pu le faire supposer. Quand elle voulait crier, elle faisait des efforts manifestes, sans y parvenir; pas de cyanose.

Auscultation. Murmure vésiculaire à peine perceptible, aucun râle. Aucune matité anormale à la percussion. Rien au cœur; dépérissement surtout depuis huit jours.

La voix, me dit-on, n'avait jamais été forte et l'enfant n'avait jamais fait entendre que quelques cris plaintifs. Depuis plusieurs mois, ils avaient tout à fait cessé.

Traitement : Teinture de musc 0,25 par jour, dans du sirop; huile de foie de morue; quelques vomitifs, tous les trois ou quatre jours.

15 octobre : dyspnée excessive, tête rejetée en arrière, bouche largement ouverte, asphyxie imminente; lèvres violacées; voix absolument éteinte. :

Auscultation. Quelques gros râles dans la partie supérieure de la poitrine ; absence presque complète de murmure vésiculaire ; le sifflement a presque complétement disparu.

Traitement : Vomitifs matin et soir ; vésicatoire camphré en arrière de la poitrine.

10 octobre : Amélioration notable. On a repris l'usage de la teinture de musc 0,25.

Le 20, l'oppression persiste ; même état.

Le 30, la petite fille qui était à la campagne depuis six mois est ramenée à Paris. Musc, sirop de quinquina, badigeonnages avec teinture d'huile de croton au devant du larynx.

Le 5 novembre. Amélioration ; le murmure vésiculaire s'entend mieux. Le temps était sec.

Le 16, par un temps brumeux, dyspnée excessive, agitation légère, cyanose.

Le 17, consultation avec M. Bergeron. Dyspnée excessive ; les accès de suffocation se sont succédé presque sans interruption. L'examen de la malade donne les mêmes résultats. M. Bergeron regarde la mort comme imminente.

Nous pensâmes, malgré l'absence de tout signe physique, à la possibilité d'une tumeur comprimant les nerfs pneumogastriques.

Traitement : Vésicatoire ; iodure de potassium.

Les jours suivants, même état ; l'injection du sirop provoque quelques vomissements.

Le 25 novembre, consultation avec M. Barthez. L'examen de l'enfant ne fournit aucun nouveau renseignement ; même pronostic ; traitement antispasmodique.

Du 27 novembre au 5 décembre, râles muqueux dans les grosses bronches. Soufre 0,10 ; fumigations de goudron.

Le 12 décembre, œdème des membres inférieurs.

Le 29, il y a eu une légère amélioration ; l'œdème a disparu ; mais depuis hier, les accès de suffocation ont été violents. Cet état persiste avec quelques alternatives jusqu'au 15 janvier. Dans la nuit après quelques accès de suffocation, l'enfant peut téter ; elle s'endort et meurt sans s'être réveillée.

Autopsie faite avec M. Bergeron :

Cadavre émacié ; la graisse a complétement disparu du fascia sous-cutané.

Poumons et cœur sains.

Le larynx est fermé par une masse d'un blanc laiteux. Il existe en arrière un petit pertuis encore perméable d'un millimètre de diamètre environ. La tumeur occupe l'espace circonscrit par les cordes vocales supérieures et inférieures qui sont entièrement détruites ; elle présente une apparence mamelonée ; à la loupe, elle semble formée par une agglomération de petits mamelons analogues à des papilles ; elle a une consistance pulpeuse et se laisse déchirer par le manche d'un scalpel. Elle arrive en haut au niveau des ligaments aryténo-épiglottiques et en bas elle ne dépasse que d'un millimètre environ la limite inférieure des cordes vocales.

M. Robin constate au microscope que cette tumeur est entièrement formée de cellules épithéliales pavimenteuses.

OBSERVATION XVII (1).

Épithélioma du larynx obseré par Gurdon Buck.

Dame, 51 ans, symptômes d'obstruction du larynx, grande dyspnée, aphonie ; du reste toutes les apparences d'une robuste constitution. Elle consulte M. Buck en avril 1851. L'examen par la bouche et par le toucher n'apprend rien, mais les troubles fonctionnels font porter le diagnostic d'une tumeur siégeant dans le larynx et dont la nature reste inconnue. Les accidents redoublant d'intensité, on se décida à opérer le 3 mai

Incision longitudinale sur la ligne médiane ; ouverture de la membrane crico-thyroïdienne, puis section, à l'aide de forts ciseaux, du cartilage thyroïde qui était ossifié, du cartilage cricoïde et des anneaux supérieurs de la trachée. Le larynx est rempli de végétations solides, d'apparence condylomateuse. On en extirpe une partie,

(1) Gazette hebdomadaire, p. 164. Traitement chirurgical des polypes du larynx par M. Verneuil.

mais l'ablation complète étant jugée impossible, on ajourne la fin de l'opération. Excision partielle des deux premiers anneaux de la trachée pour placer une canule à demeure; un grand soulagement suit ce premier acte opératoire.

Le lendemain, seconde séance d'excision qui reste encore incomplète; cautérisation du reste de la tumeur avec le nitrate acide de mercure. Il en résulte un gonflement considérable qui masque tout à fait la cavité du larynx. On se décide à attendre la guérison de la plaie pour agir de nouveau.

Le 20 septembre, seconde opération. On incise depuis l'ouverture trachéale occupée par la canule jusqu'à un pouce et demi du menton, incisant ainsi sur la ligne médiane les deux cartilages et les membranes jusqu'à l'os hyoïde, puis on prolonge d'un pouce en bas l'ouverture permanente de la trachée. On arrache et on excise quelques portions pédiculées, mais on reconnaît alors que la tumeur est trop étendue pour qu'on puisse l'enlever en entier; on retranche ce qu'on peut pour désobstruer la glotte. Réunion partielle de la plaie, canule remise en place.

Cette cruelle opération est bien supportée; elle ne provoque pas d'accidents sérieux, mais bientôt les accidents d'obstruction reparaissent, la canule se déplace à chaque instant. Pour prolonger la vie, on fait le 7 janvier 1852 une troisième opération, palliative cette fois, et qui consiste à inciser la trachée très-bas pour y placer de nouveau la canule. Celle-ci, pour des causes bien étudiées dans l'observation, se déplace aussi au bout d'un certain temps. Le 4 août, la malade retire le tube pour le faire changer. Un accès de suffocation survient, l'instrument ne peut être replacé assez vite et la mort résulte de ce retard.

L'étude de la tumeur donna la preuve qu'elle était de nature maligne.

CONCLUSIONS.

On voit donc que la science dispose de plus de trente cas, la plupart bien observés et indiscutables, de cancer du larynx. Ce chiffre insuffisant, sans contredit, pour juger définitivement la question, nous semble cependant assez respectable pour nous permettre de formuler quelques conclusions, conclusions un peu hâtives, il est vrai, mais que des observations ultérieures viendront sans doute modifier en les précisant.

1° Le cancer primitif du larynx est une affection rare ; le nombre d'observations de tumeurs laryngées en général, publiées jusqu'ici, est très-considérable ; celui de cancer de cette région se borne à moins de 30.

2° Le point de départ et le siége d'élection du cancer laryngé est surtout la muqueuse du ventricule de Morgagni.

3° Les principales variétés du cancer laryngien sont le cancer médullaire et l'épithélioma.

4° Abandonné à lui-même, le cancer du larynx envahit les tissus circonvoisins, rétrécissant les voies respiratoires et celles de la déglutition. Les cartilages du larynx s'opposent longtemps au progrès du mal ; mais ils finissent par être englobés à leur tour, et alors les progrès de la tumeur ne s'arrêtent qu'avec la vie du malade.

5° Au début de l'affection, malgré l'examen laryngoscopique le plus consciencieux, il est très-difficile de reconnaître la nature cancéreuse d'une tumeur laryngée. Plus tard, l'extension rapide et l'aspect particulier du néoplasme, l'engorgement ganglionnaire et la cachexie terminale n'assurent malheureusement que trop le diagnostic.

6° Le traitement reconnaît deux indications principales :

1° Enlever le mal ; 2° pallier aux accidents les plus pressés et surtout à l'imminence de l'asphyxie. Cette dernière indication est remplie par la trachéotomie, la première par l'extirpation de la tumeur. Selon les cas, cette ablation se pratique par la voie buccale ou par les différents procédés de laryngotomie.

La laryngotomie est toujours indiquée quand la tumeur n'est pas abordable par les voies naturelles ou quand, par ce dernier moyen, on n'arrive pas à la destruction totale du néoplasme.

Du reste, quelque bien pratiquée et quelque radicale qu'elle soit, l'extirpation est constamment suivie, soit de repullulation sur place, soit de généralisation secondaire et définitivement de la mort par cachexie cancéreuse. Toutefois, si l'on ne parvient pas à sauver la vie du patient, du moins on l'adoucit et on la prolonge. C'est ainsi que, dans le cas observé par M. Desormeaux, la laryngotomie a permis au sujet de survivre pendant près de trois ans.

Ici donc, comme dans d'autres circonstances analogues, l'art chirurgical, en intervenant, remplit sa mission, qui est de soulager, sinon de guérir.

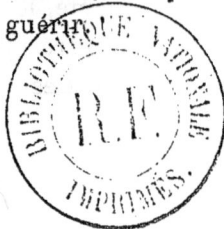

LIBRAIRIE ADRIEN DELAHAYE

BAZIN. LEÇONS THÉORIQUES ET CLINIQUES SUR LES AFFECTIONS CUTANÉES DE NATURE ARTHRITIQUE ET DARTREUSE, 2e édit. 1 vol. in-8. 7 fr.

BERGEON. DES CAUSES ET DU MÉCANISME DU BRUIT DE SOUFFLE 3 fr.

— THÉORIE DES BRUITS PHYSIOLOGIQUES DE LA RESPIRATION. 1 fr.

BERTIN. ÉTUDE CLINIQUE DE L'EMBOLIE DANS LES VAISSEAUX VEINEUX ET ARTÉRIELS. 1 vol in-8, ouvrage couronné. 8 fr.

CAZENAVE (A). PATHOLOGIE GÉNÉRALE DES MALADIES DE LA PEAU. 1 vol. in-8. 7 fr.

CAZENAVE (A.). COMPENDIUM DES MALADIES DE LA PEAU ET DE LA SYPHILIS. 2 fascicules sont en vente, prix de chaque. 3 fr.

FORT. ANATOMIE DESCRIPTIVE ET DISSECTION, contenant un précis d'embryologie, la structure microscopique des organes et des tissus, 2e édit. 3 vol. in-12 avec 662 fig. dans le texte. 25 fr.

FORT. TRAITÉ ÉLÉMENTAIRE D'HISTOLOGIE. 1 vol. in-8. 5 fr.50

FOUCHER. TRAITÉ DU DIAGNOSTIC DES MALADIES CHIRURGICALES, 1re partie. 1 vol. in-8. avec fig. dans le texte. 6 fr.
Deuxième partie, 1 vol. in-8. 3 fr.

GIRALDÈS. LEÇONS CLINIQUES SUR LES MALADIES CHIRURGICALES DES ENFANTS. 1 fort vol. in-8 avec 65 figures, joli cart. en toile. 14 fr.

GOSSELIN, LEÇONS SUR LES HERNIES. 1 vol. in-8. 7 fr.

GOSSELIN, LEÇONS SUR LES HÉMORRHOIDES. in-8. 3 fr.

GRIESINGER. DES MALADIES MENTALES ET DE LEUR TRAITEMENT, suivies d'un appendice sur la paralysie générale par M. Baillarger. 1 fort vol. in-8. 9 fr.

HARDY, LEÇONS SUR LES MALADIES DE LA PEAU. 1 vol. in-8 cart. 12 fr. 50

LABORDE. LE RAMOLLISSEMENT ET LA CONGESTION DU CERVEAU CHEZ LE VIEILLARD. 1 vol. in-8 avec 1 planche coloriée. 6 fr.

RELIQUET. TRAITÉ DES OPÉRATIONS DES VOIES URINAIRES, opérations de l'urèthre. 1 vol. in-8 avec fig. 5 fr.

WECKER TRAITÉ THÉORIQUE ET PRATIQUE DES MALADIES DES YEUX, 2e édit. avec un grand nombre de figures. 2 volumes cartonnés. 26 fr.

Paris. A. PARENT, imprimeur de la Faculté de Médecine, rue Mr-le-Prince, 31.

9 782019 535605